Bienvenue à la classe de la mindfulness de l'Université Keio !

慶応大学 マインドフルネス 教室へようこそ!

Bienvenue à la classe
de la mindfulness
de l'Université Keio!

樫尾直樹
Kashio Naoki

国書刊行会

Prologue

慶応大学
マインドフルネス教室へ
ようこそ！

いまこの本を読んでおられるあなた、

「お疲れ様です」

毎日、お仕事に、生活に、趣味に、がんばっておられますことと存じます。
でも、「がんばる」っていうのは、けっこう疲れますよね。
だから、この本を手にとっていただいたのだと思います。

本書では、そんなあなたに、日々いろんなところで感じるストレスを根本的に解消する方法をわかりやすくお伝えします。
自分のからだや呼吸を眺めるだけの、一日10分ほどの瞑想エクササイズです。

いま世界中でもっとも行われている瞑想で、「**マインドフルネス**」と呼ばれています。

「マインドフルネス」はすでに、インテル、グーグル、ＩＢＭといった大企業の社員研修として活用されています。

たとえばインテルでは、ストレス低減や集中力アップなどのために、世界の全社員十万人に九週間の「マインドフルネス」研修を行っています。

また、最近では日本の企業でも少しずつ導入されてきています。

誰にでも簡単にできて、必ず効果が出ますので、ぜひ今日からやってみてください。

具体的な方法についてお話しする前に、なぜこの瞑想エクササイズにストレスを解消する力があるのか、そのメカニズムについて、まずご説明します。メカニズムについて十分納得してエクササイズをはじめると、その効果は飛躍的に高くなります。

その後で、「マインドフルネス」瞑想のじっさいと、それを通勤や通学、職場や学校、家庭で活かす方法を解説して、最後に瞑想エクササイズの、ストレス解消以外のいろんな効果についてお伝えします。

慶応大学マインドフルネス教室へようこそ!

それでは、一緒に瞑想をはじめてみましょう。

Table des matières

目次

Chapitre 3
マインドフルネスを活かしてハッピーライフ 79

Chapitre 4
瞑想のプラスアルファ効果

Chapitre 1

マインドフルネス
究極のストレス解消法のしくみ

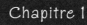

01

ストレスはどこから来るのか

その根本原因

ふだんの私たちの生活

あなたのふだんの生活を振り返ってみてください。
ふだんの生活で、あなたの心はどんな状態にありますか？
いろいろな形で説明できると思いますが、一番シンプルに考えると、私たちはふだん、

①何かに集中しているとき
②何かに集中していないとき

のいずれかの状態にあります。
①の何かに集中しているときは、ひとつのことに専心して夢中になっている

ので、ストレスを感じることはありません。
でも、自分の一日を振り返ってみると、ひとつのことに集中している時間はすごく短いことがわかります。

私たちは、②の何かに集中していない状態で、一日のほとんどを過ごしているのです。

ここでもう一度、あなたのふだんの心の状態を思い出してみてください。
いまあなたはこの本を読んでおられますが、集中がとぎれると、たとえば、

「このあと、どうしようかな」とか、
「お昼は何を食べようかな」とか、
「夕食の買い物はどうしようかな」とか、
「たしか今晩、見たいテレビ番組があったな」とか、

「そろそろ子どもの授業料の引き落としがあるな」とか、
「昨日、上司が何か言ってたけど、あれってどういう意味なのかな」とか、
「この前口げんかしてしまった友人と会わなきゃいけないんだけど、なんか嫌だなあ」

といった具合に、いま気になっているいろんな思いが何の脈絡もなく、次々とわきおこっては消え、消えてはまたわきおこってきます。

ちょっとした思いはすぐに消えてしまいますが、自分にとって大切なことや、仕事や生活に大きな影響を与えそうなことについては、不安になったり怖くなったり、あるいは不愉快な気持ちになったりすごくうれしくなったりして、その思いに巻き込まれていきます。

でも、そうした思いの多くは、自分の勝手な想像や憶測、妄想だったりすることが少なくありません。

私たちのふだんの心の状態をじっくり観察してみると、こんなふうに、浅い深いや重要度の差こそあれ、いろんなことに気が散ったまま生活している、ということがわかります。

「気散じ」――ストレスの根本原因

自分以外の気になっていることに心が奪われて、ときに巻き込まれるという、この「気散じ」が、ふだんの私たちの心の状態です。

たとえば、電車の座席に座っていて、目の前に何か気になる人が座っています。

かっこいい人、美しい人、変な服装や変な素振りをしている人、気になる理由はいろいろあります。

あなたはそんな理由から、目の前に座っている人をチラっと見ます。

しばらくすると相手はあなたの視線に気づいて、あなたのほうをチラっと見ます。

あなたはそれに気づいて、その人から視線をそらします。
でも、気になるのでまたしばらくすると、その人を見てしまいます。そして、

「何をしている人なのかな」とか、
「かっこいい人だな」とか、
「きれいな人だな」とか、
「なんであんなかっこうをしているんだろう」とか、
「貧乏ゆすり、やめてほしいな」とか、
「ヤバい、なんか危なそうな人だな、席、移動しようかな」

といった具合に、いろんな想念がまたフツフツとわきおこっては消え、消えてはわきおこってきて、その思いに巻き込まれていきます。
ここで起こっているのは、目の前に座っている人に向けている気持ちや注意が、どんどん大きくなっていくという事態です。

自分がその相手に注ぎ込むエネルギーがどんどん増えていくというのは、自分と自分以外の人や物事の間に張った心の糸がグイグイと引っ張られることにほかなりません。

つまり、自分と自分以外の人や物事との間に、強い緊張が生み出される、ということです。

自分以外のものに心のエネルギーを使うのですから、もちろん疲れます。あなたの内側から外へと向かうエネルギーは徐々に強くなっていくのですから、そのエネルギーを受けた相手は、当然それに気づきます。

こんなふうにして、たとえば電車に乗るというごくふつうのシチュエーションで、あなたは気を散らしているのです。

自分の好奇心は多少満たされますが、じっさいどうなのかについてはまったくわからないままで、そのかわり、あなたは「気疲れ」するだけに終わってしまいます。

この「気散じ」という緊張と「気疲れ」こそ、まさにストレスの根本原因なのです。

いま電車の例をあげてストレスの根本原因を説明しましたが、夜道で向こうから知らない人が歩いてきてすれ違うときの「気疲れ」を想像していただければ、さらによくおわかりいただけるでしょう。

心とからだの分離

ストレスは、このように「気散じ」という緊張から生まれてくるのです。

このメカニズムを、心とからだの関係という観点から捉え直してみましょう。

ストレスは「気散じ」、つまり自分の心が自分以外の外にあるものへと滑り出していくことから生まれてくるのですから、**ストレスとは、自分の心がからだから離れていくこと**に相違ありません。

逆に**ストレスのないリラックスした状態というのは、心がからだと分離しておらず、からだの中に留まってひとつになっている状態**です。

リラックスして心とからだがひとつになっている状態では、心が外にある人や物事に向かわないのですから、その分、心（意識）のエネルギーを浪費することがなくなるので、疲れることはありません。

まさに「気」（＝エネルギー）疲れすることがないのです。


しかし、現代社会では、私たちの気を散らし、心とからだを分離させるいろんな情報やメディアが周りに満ち溢れています。

そのため、情報に向かう心が先行してしまって、からだがそれについていけなくなります。

それで、心とからだはいつもバラバラな状態に放置されてしまいますので、その結果、私たち現代人はさらに大きなストレスを抱えることになってしまいます。

ストレスを増幅させる現代社会

さらに、たいへん興味深いことに、**現代はそうした「ストレス」を**、「サスペンス」とか「ホラー」などと言って、テレビや映画や小説、インターネットなどの**メディアを通してエンターテイメントとして楽しむということが常識に**なっています。

自分の外で起こっていることに注意を向けることで気を散らせて、自分の心をからだから分離させるという大きな代償を払いながら、登場人物に自己同一化して、そのハラハラドキドキを楽しむのです。

でもそれって、よくよく考えてみれば、**自分が「他人の感情のゴミ箱」になっている**、ということではありませんか？

そして、そうしたコストとリスクだけではなく、私たちは「他人の感情のゴミ箱」になるのにお金まで払っているのです。

私たちは、そこから生み出されるストレスを「ストレス」として自覚していないばかりか、それを良いものとして受け止めているために、もっと大きなストレスを受けることになってしまっています。

ふつうに生活しているだけでストレスがあるのに、さらにこうした事情があるというのは、じつに困ったことではないでしょうか。

02

瞑想

真のリラックスを生み出す唯一無二の方法

でも大丈夫です

たしかにこれまでお話ししてきたように、ストレスの根本原因である気散じは、私たちにとってはごくふつうの状態で、自明であるゆえに解消できないのではないか、と思ってしまいます。

目をつむった後、目を開けると視界にいろんなものが飛び込んでくるので、私たちは無意識的にそれらに意識を滑り出させて、「デスク」「書棚」「壁」「ライト」「人」「窓」「街路樹」……といった感じで、はっきりと言葉にはしないまでもなんとなく言語化してしまいます。

これはまさに気が散っている状態です。

ストレスの原因となる私たちの気散じは、この意味で**本能的**であるということができます。

ストレスの原因が本能にまで及んでいるとすれば、私たちは、いったいどうしたらいいのでしょう。

これはもうお手上げとするのがふつうです。

これまで、現代人のストレスを解消しようといろんな方法が提案されてきました。

たとえば、スポーツやセックスなどで体を動かしたり、自分の趣味の世界に入り込んだり、音楽を聴いたりテレビや映画を見たり、インターネットやゲームをしたりすることでストレスを発散させている人は少なくありません。

また、ストレスの「元凶」とみなす嫌な上司や知人の悪口を大声で言ったり、枕に顔を押しつけて大きな叫び声をあげて怒りをぶつけたりする、という方法を使っている人もいます。

あるいは、より強いストレスを感じている人の中には、心理療法を受けることで解消しようとする人もいます。

たしかにどれも一定の効果はあると思います。
しかし、これまでのいろんなストレス解消法に共通しているのは、それを行っているときは少しストレスから解放されるのですが、またふだんの生活に戻ったとき、その解放状態が持続しにくい、という点です。

さらにそれに加えて、たとえばスマホの使用に典型的なように、ストレス解消や時間潰しの目的で使っているのにもかかわらず、始終スマホをチェックすることが習慣化してしまい、逆にそのことが気散じとなり、新たなストレスを生み出す、という結果におちいってしまうこともあります。
かくいう私もそうなのですが、こうした強迫神経症的な経験をあなたも少なからずお持ちなのではないでしょうか。

これまでのいろんなストレス解消法に以上のような問題があるとすると、ここでもまた私たちはどうしたらいいのか途方にくれてしまいます。

しかし、心配する必要はありません。

大丈夫です。

安心してください。

あなたには、「瞑想」があります。

人類一万年の歴史の中で、現代までつちかわれ洗練されてきた「瞑想」という身体技法は、ストレスの根本原因を解消できる唯一無二の方法なのです。

では、ストレスを根本的に解消できるという「瞑想」のメカニズムとは、いったいどんなものなのでしょうか。

その核心をご説明していきましょう。

「瞑想」のしくみ

「瞑想」というと、あなたは、たとえば「坐禅」を思い出されるかもしれません。

先ほど「人類一万年の歴史」という表現をしましたが、じっさい、「坐禅」だけではなく、古今東西「瞑想」はたくさんあり、その数、数千とも言われています。

しかし、数ある「瞑想」には共通したしくみがあります。

そこに、ストレスの根本原因である気散じという緊張を解く鍵があります。

ここで、もう一度、「気散じ」とはどういう状態であったかを振り返ってみましょう。

「気散じ」というのは、世界を自分と自分以外のものに分けて、自分以外の物事に気を向けて、それに対する思いや感情に巻き込まれているという、心とからだが分離して心身ともにたいへん疲れた状態のことでした。

あなたは、自分と自分の外にあるものの間で生み出される緊張状態の中にいつもいます。

こうした緊張状態をどうしたら緩めることができるのでしょうか？

じつは、答えは簡単です。

自分の外に心が向かうことで気散じ＝ストレスが起こっているのなら、心が自分の外に向かわないようにすればいいのです。

でも、前に見たように、心が外に向かうのは本能だから、外に向かわないようにすることはほとんどできないのでは……、とあなたは思われたことでしょう。

しかし、たったひとつだけ方法があるのです。

外に向かう心を、自分の内側に向ければいいのです。

心の動きを止められないなら、できることはひとつ、外に向かわせなければいいのです。

心の動きを外に向かわせなければ気散じは起きず、よって、心とからだはひとつになり、緊張＝ストレスが生じることはありません。

では、いったいどうやって心を自分の内側に向けるのでしょうか？

その方法は、数千あると言われる瞑想によって異なっています。

たとえば坐禅ですと、半眼で前下方を集中せず、ただ漠然と眺めることによって、自分の外にある特定の対象に意識が向かうのを止め、自分の心の内側に意識が向くようにします。

あるいは、密教で行う月輪観《がちりんかん》という瞑想ですと、目の前にある月の輪の形を心に刻んで集中することで、心を自分の内側に向けさせます。

といった具合に、心を自分の内側に向け、外へとすべりださせずに留めるやり方は、瞑想ごとに千差万別です。

しかし、**「心を自分の内側に向ける」という点では、すべての瞑想は同じしくみを持っている**のです。

では、本書であなたにおすすめしたい「マインドフルネス」という瞑想は、どんなやり方で心を自分の内側に向けるのでしょうか。

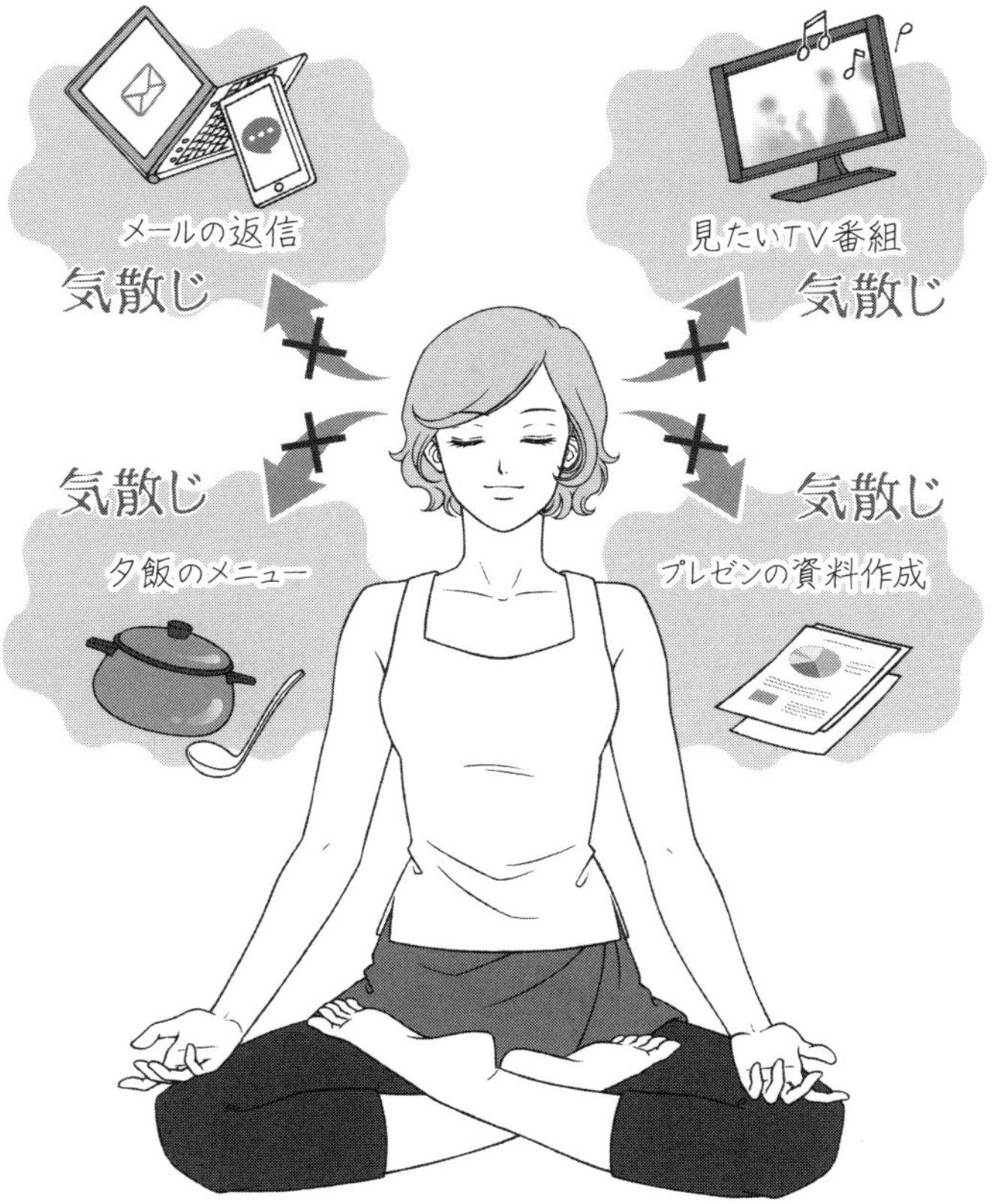

瞑想とは心を自分の内側に向けること。

03

マインドフルネス

宗教色を抜いた現代的な瞑想

「マインドフルネス」とは？

「マインドフルネス」という瞑想は、自分のからだに注意を向けることで、心を自分の内側に留めようとします。

具体的なやり方は次章で詳しく説明しますが、ここでいう「自分のからだ」というのは、「頭頂」や「足裏」といった身体の部位や呼吸のことを意味します。

からだは、あなたが自分を外へ開いていくときの媒介＝インターフェイスですが、あなた自身なので、外か内かと言えば、自分の内側です。

たとえば、呼吸は、鼻がつまってなければ、通常、鼻呼吸になります。

鼻の穴から空気が入って、そしてまた鼻の穴から空気が出ていきます。

空気は外から入ってきますが、呼吸は自分のからだの内側で起こっている、私たちの一番大切な生命活動です。

しかし、私たちはふだん、自分の内側で起こっているこの呼吸という事態に注意や関心を向けることはありません。

でも、考えてみてください。

「生《い》きてる」ってことは、「息《いき》をしてる」ってことです。

私たちは、お母さんから生まれるとき、息を吸ってオギャアと生まれ、死ぬときは最期の息を吐ききって死にます。

生の時間とは、この息を吸って吐ききるまでの、呼吸をしている時間です。

生(人生)の一瞬一瞬を大切にして生きることが大事だとよく言われますが、それならば、**人生で一番大事なことは、自分の呼吸に注意を向け、しっかりと感じきることでは**ないでしょうか?

この意味で、自分の内側で起こっている呼吸に注意を向けるということが、いかに興味深い、意義深いことなのかがわかります。

「マインドフルネス」とは、「マインドフル」、つまり「よく気づいている」ということです。

自分の呼吸やからだにしっかりと気づいている、注意を向けるということです。

これによって、自分の外へと心が滑り出すのを止め、自分の内側に心を留めておくことができるようになります。

その結果、気散じが止み、ストレスを生み出す根本原因を断つことができるようになるのです。

マインドフルネスの起源

以上がマインドフルネスという瞑想のメカニズムですが、この瞑想はもともと「ヴィパッサナー瞑想」と呼ばれる、仏教の瞑想に端を発しています。「ヴィパッサナー」という言葉は、パーリ語で「よく見る」という意味で、同じパーリ語の「サティ」（気づき）をもとに、英語で「マインドフルネス」と翻訳されました。

ヴィパッサナー瞑想は、ブッダ・釈迦牟尼がそれで悟った瞑想として知られ、これまで特に、ベトナムやミャンマーといった東南アジアを中心に展開した上座仏教で実践されてきました。

一九七〇年代に、アメリカ合衆国のマサチューセッツ工科大学マインドフルネスセンター創設所長（現在）のジョン・カバットジンさんが、そうしたヴィ

パッサナー瞑想の仏教色を抜いて、ストレス低減法として脱宗教化した瞑想が、
このマインドフルネスです。

マインドフルネス・ブームとその魅力

瞑想はたしかに宗教の中で開発されてきた実践ですが、こうした脱宗教化によって、マインドフルネスは宗教・文化の枠を超えて、世界中で広く実践されるようになりました。

「プロローグ」で紹介したように、現在では、グーグル、インテル、ＩＢＭといった大企業の社員研修としてマインドフルネスが活用されています。日本の企業でも取り入れるところが少しずつ増えてきており、世界で数千万人がマインドフルネスを実践している、と言われています。

また、北米ではスクール・フォー・マインドフルネスと呼ばれる公立学校も設立されています。

後述しますが、マインドフルネスにはストレス解消以外にもたくさんの効果があることが、神経科学や心理学の研究により実証されてきていますし、NHKスペシャル「シリーズ　キラーストレス」など、たくさんのテレビ番組でマインドフルネス特集が組まれてきたことも記憶に新しいところです。

以上が、マインドフルネスのしくみと来歴です。

特定宗教と切り離されているので、どなたでも気軽に取り組めるという点以外に、マインドフルネスには三つの利点があります。

①基本コースは、ひとりでも行うことができます。
②足を組むなどの特殊な体位をとる必要がないので、からだが硬い人や身体に障害のある方でも問題なく実践できます。
③瞑想しているときだけでなく、そのやり方をふだんの生活の中で活かせ、実践しやすい瞑想です。

最後の三点目は、これまでのストレス解消法の問題を解決できる点で、特筆すべきポイントです。

ここまでで、マインドフルネス瞑想がストレス解消法としていかに優れているか、ご理解いただけたのではないかと思います。

それでは、これからさっそく、マインドフルネスの具体的なやり方を、お伝えしていきましょう。

Chapitre 2

一日10分、これだけでOK！

01

マインドフルネスをやってみましょう

からだに注意を向ける10分間

マインドフルネスの基本は、自分のからだに注意を向けることです。

「からだに注意を向ける」やり方には、大きく分けてふたつあります。

ひとつはからだの部位で、もうひとつは鼻の呼吸です。

私がおすすめする、マインドフルネスの基本コースは、

①からだの部位に意識を向ける5分間

②鼻の呼吸に意識を向ける5分間

の計10分間を、一日一回できるときに行う、というものです。

座り方

お腹を圧迫しない服装で、椅子に座ります。

椅子は、座面や背もたれが動かないもので、あなたのからだに合った、座面が固めのものが望ましいです。

ソファなどの柔らかいものは避けてください。

背もたれはなくてもけっこうです。

まずは、肩をすくめて力を入れ、ストンと落としてからだの力を抜きます。

①基本的な座り方は、イラストのように、背もたれからからだを離して、少し浅めにこしかけます。

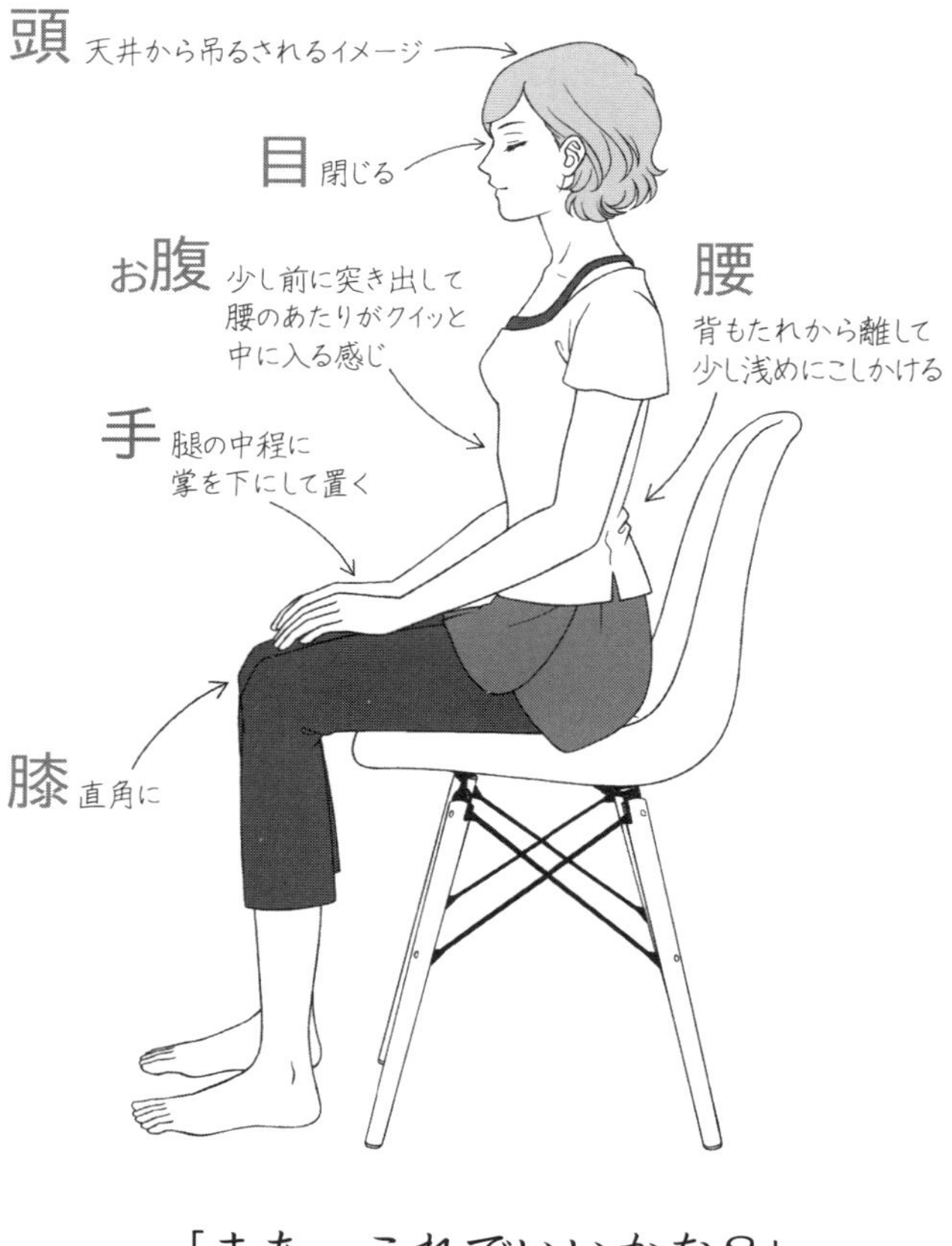

「まあ、これでいいかな？」
といういい加減さがコツ。

②手は腿の中程、掌を下にして置き、膝は直角になるように位置取りをします。
③お腹を少し前に突き出して、腰のあたりがクイッと中に入る感じにすると背中が伸びます。
④頭は、天井から吊るされて、背骨が上に引き上げられていくようにイメージします。

座り方は大切なのですが、これでまあいいかなあ、という感じで行ってください。

あまり気にすると、うまく取り組めなくなることがあります。

何事も「いい加減」で無理せず行う、ということが、瞑想の実践には大切です。

からだがととのったら、眼を閉じて、鼻でふつうに呼吸をします。

無理して深く呼吸する必要はありません。
やっているうちに呼吸は自然と深くなっていきます。
鼻がつまっている場合は、口で行ってもかまいません。

呼吸がととのったら、あらかじめ10分間にセットしておいたスマホや携帯のタイマーのスタート表示(ボタン)を押し、からだの部位に意識を向ける「ボディスキャン」に入っていきます。

ボディスキャン

二呼吸する間、ひとつの部位に意識を向け、しっかりと感じていきます。このとき、**各部位の状態を言葉にするのではなく、ただただ感じきることに集中してください。**

意識を向ける部位の順序は、イラストで示したように次の通りです（ふたつある部位は両方同時に行います）。

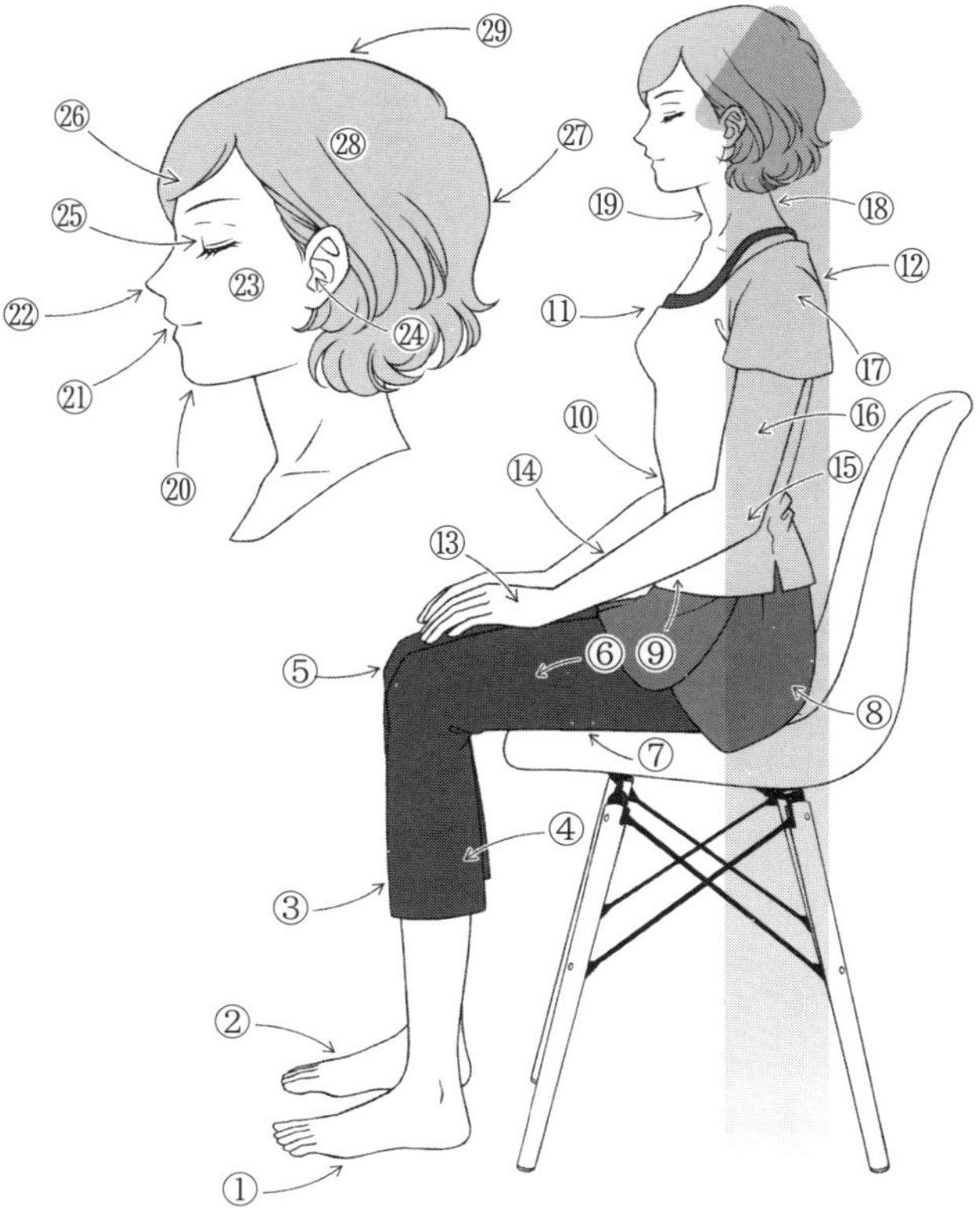

2呼吸1部位、
順番に意識を向けて、
しっかり感じる。

①足裏
②足の表（指・甲）
③すね
④ふくらはぎ
⑤膝まわり
⑥ふと腿
⑦腿の裏
⑧おしり
⑨下腹部
⑩お腹
⑪胸
⑫背中
⑬手
⑭腕
⑮ひじまわり
⑯二の腕
⑰肩
⑱首のうしろ
⑲首の前（のど）
⑳あご
㉑口（くちびる・口の中）
㉒鼻
㉓ほお
㉔耳
㉕眼
㉖額
㉗後頭部
㉘脳
㉙頭頂

足裏から頭頂まで一回終わったら、鼻の呼吸に意識を向けます。

呼吸

ボディスキャンでからだへ集中するウォーミングアップができた状態で、鼻の呼吸に意識を向けます。

鼻の穴を空気が出たり入ったりします。

この事態をただひたすら感じます。

じっさいに起こっているのは、鼻の穴の粘膜に空気が触れ、通り抜けていくということです。

一回一回の呼吸は、長さもその他の状態もすべて異なっています。

そうした事態を、言葉にするのではなく、ただ感じきっていきます。

「しっかりと気づく」というのは、言葉による観察ではなくて、空気が鼻の穴を通ることで起こっていることを、そのまま、まるごと感じるということです。

心の筋トレ

ボディスキャンのときにもそうですが、呼吸に意識を向けているとき、その集中がとぎれ、いろいろな思い＝想念がわいてきます。

そのことに気づいたら、雑念をそこでいったん切って、巻き込まれることなく、また呼吸に意識を戻していきます。

個人差はありますが、回数を重ねるごとに、雑念に気づくスピードが速くなりますので、雑念がわいてきても、わいてきたことに罪悪感をもつことなく、呼吸やボディスキャンに戻っていってください。

瞑想は「心の筋トレ」です。

腕立てや腹筋といったからだの筋トレだって、筋肉を曲げたら伸ばす、伸ばしたら曲げるといった具合に、かならずもとに戻さないといけません。

瞑想も同じで、**雑念がわいてきたらそのことに気づいて、また呼吸やからだの部位に意識を戻していきます。**

からだの筋トレで初心者が決められたトレーニングを最後までこなせなかったからといって、私は筋トレに向いてないんじゃないかと思うことがないように、心の筋トレである瞑想でも、雑念がわいてきたからといって、私は瞑想に向いてないんじゃないか、と思う必要はまったくありません。

また、瞑想をはじめて少し経つと、以前よりも雑念がたくさんわいてくることに気づくようになります。

しかし、これも気にする必要はありません。

逆に瞑想が深くなったので、雑念がよく見えるようになっているのです。
ですから、この場合も心の筋トレで乗り切ってください。

ボディスキャンから呼吸へという流れ

こんな感じで瞑想をつづけタイマーが鳴ったら、ゆっくりとその動作に気づきながらタイマーを止め、マインドフルネスを終了します。

この「ゆっくりとその動作に気づきながら」というのが大切です。

後でお話しするように、**マインドフルネスを生活の中で実践するというのは、まさにこのように自分の動作にいつもしっかりと気づいている、ということなのです。**

ボディスキャンを行ってから呼吸に移る、という順序について、一言。

鼻の呼吸に注意を向けるというのは、先にお話ししたように、自分が生きていることを実感するという点でも興味深い実践であると同時に、その意味で自分のからだの中でも注意を向けやすい、という利点があります。

ただ、呼吸には、吸って吐いてという息の移動という運動があるので、動くものよりは動かないからだの部位に意識を向けるほうがやりやすい、という方もおられます。

瞑想が進んで自分のからだをしっかりと感じきれるようになると、ふだんの生活でマインドフルネスを活かしやすくなるということもあって、からだの部位に意識を向けたあとに鼻の呼吸に意識を向ける、という順序になっています。

以上が、マインドフルネスの基本です。

いかがでしょうか。

一日10分。

無理なく、できるのではないかと思います。

ここまでお読みになったら、すぐにでも試していただきたい。

ですが、その前に少しだけ、マインドフルネスと瞑想全般の実践に関するいくつかの注意点について、お伝えしたいと思います。

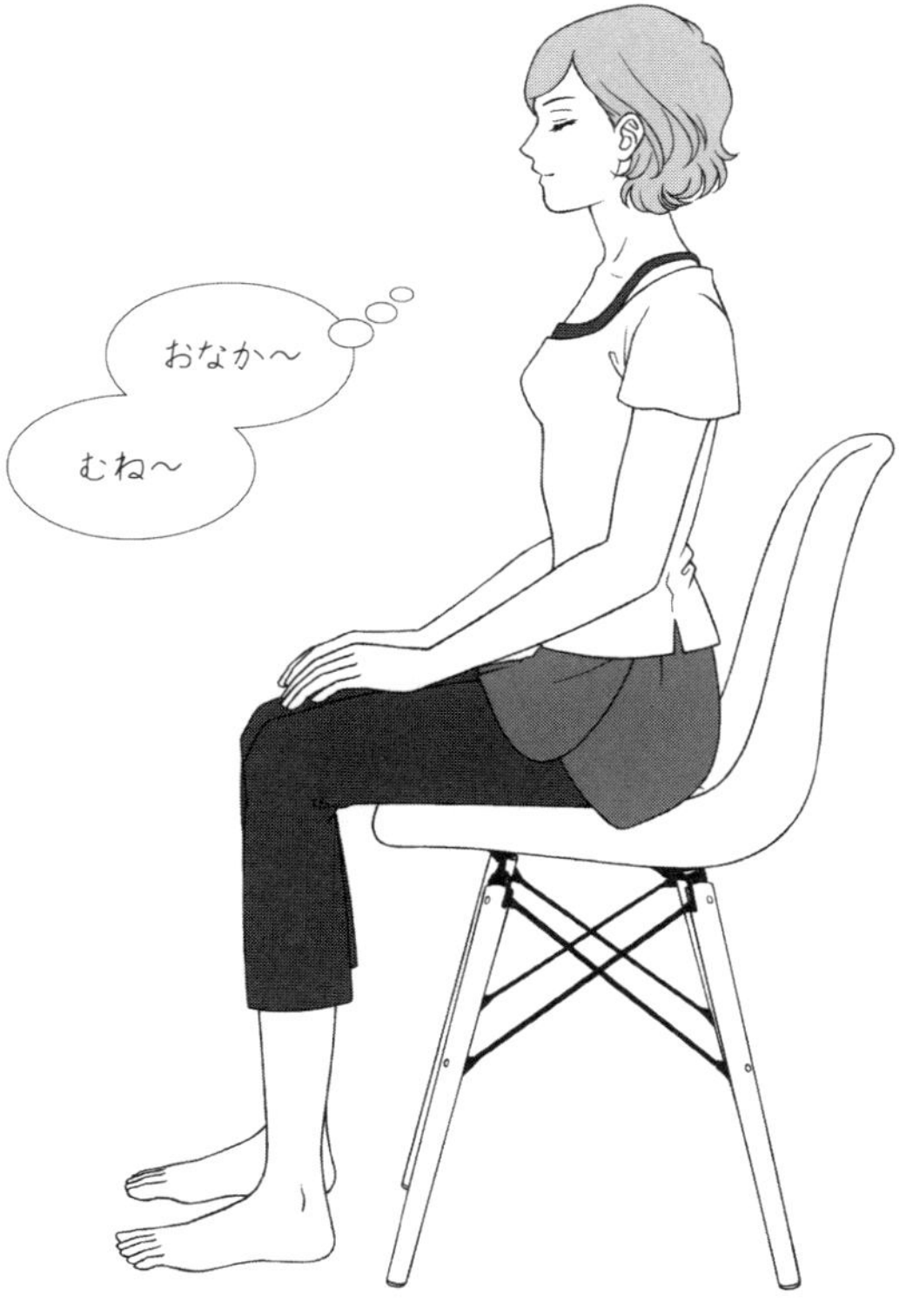

動かないからだの部位のほうが、
意識を向けやすい。

02

瞑想のトリセツ

はじめるに当たっての二、三の注意点

行う時間帯

マインドフルネスは一日の中でできるときに10分間行えばいいのですが、一日の中で瞑想に適していない時間帯があります。

①【食後すぐ】は、食べ物がまだ消化されておらず気持ち悪くなることがあるので、避けてください。

瞑想をしていると呼吸がだんだん深くなっていくのですが、深い呼吸は内臓マッサージになるので、胃や腸の中の消化物が動くからです。

瞑想にともなう内臓マッサージの効果については後述します。

②【寝る直前】は、眠れなくなるのでマインドフルネスは避けてください。

眠るというのは呼吸やからだを忘れることです。

マインドフルネスはからだを観察し続けることなので、寝る直前に行うと忘れられなくなります。

寝る直前に行うとぐっすり眠れる瞑想があるので、これについては後でお話しします。

あと一点、**瞑想を行うのにもっとも適した時間帯は、早朝です。**

朝起きてトイレに行ったり洗顔をしたりしてから、ご飯を食べるまでの間で、終了後も余裕のある時間帯が最適です。

朝は一日のはじまりです。

早朝に瞑想を行うことができれば、ストレスの少ない一日にできます。

もちろん、朝の弱い方や、朝、家事や出勤の準備などで時間のない方は、できる時間帯で行えば大丈夫です。

たとえば、帰宅後、お風呂や食事が終わって、寝るまでにまだ間があれば、その時間帯に行うのもいいでしょう。

行う場所

瞑想の達人であれば、どんなところでも瞑想はできますが、**ビギナーの方の場合は、静かで独りになれる場所で行ってください。**

おひとりでお住まいの方は問題ないですが、ご家族と同居されている場合、独りになれる時間帯を探して、家の中でも一番落ち着いた場所で行うのが理想的です。

私がマインドフルネスをご指導させていただいている方から、こんな質問がありました。

「家のちょっとした物音や話し声が気になるので、音楽を聴きながらやろうと思うのですが、どうですか？　耳栓はしても大丈夫ですか？」

音楽を聴きながらやると気が散るので、お家の方の物音や話し声のしない部屋か時間帯に行ってください。

どうしても無理な場合は、耳栓をしてもいいのですが、ノイズキャンセリング機能の付いたヘッドフォンを使うと効果的でしょう。

マインドフルネスは眼を閉じて行うので、部屋のしつらえについてはあまり気にすることはありません。

ただ、これから心静かな時を過ごすのですから、部屋はあらかじめかたづけてあったほうがいいと思います。

背もたれを使った座り方と仰向けの体位

腰を痛めていたり、腰に不具合を感じていたりする方は、先ほど示した座り方をした場合、足が宙に浮いた感じになったり、座っている間に姿勢を保てなくなったりすることがあります。

そんなときは、イラストのように、背もたれを使った次の座り方を試してみてください。

①おしりを座面と背もたれにピッタリ接触させ、深く座ります。
②背もたれにゆっくりと背中をもたれさせます。

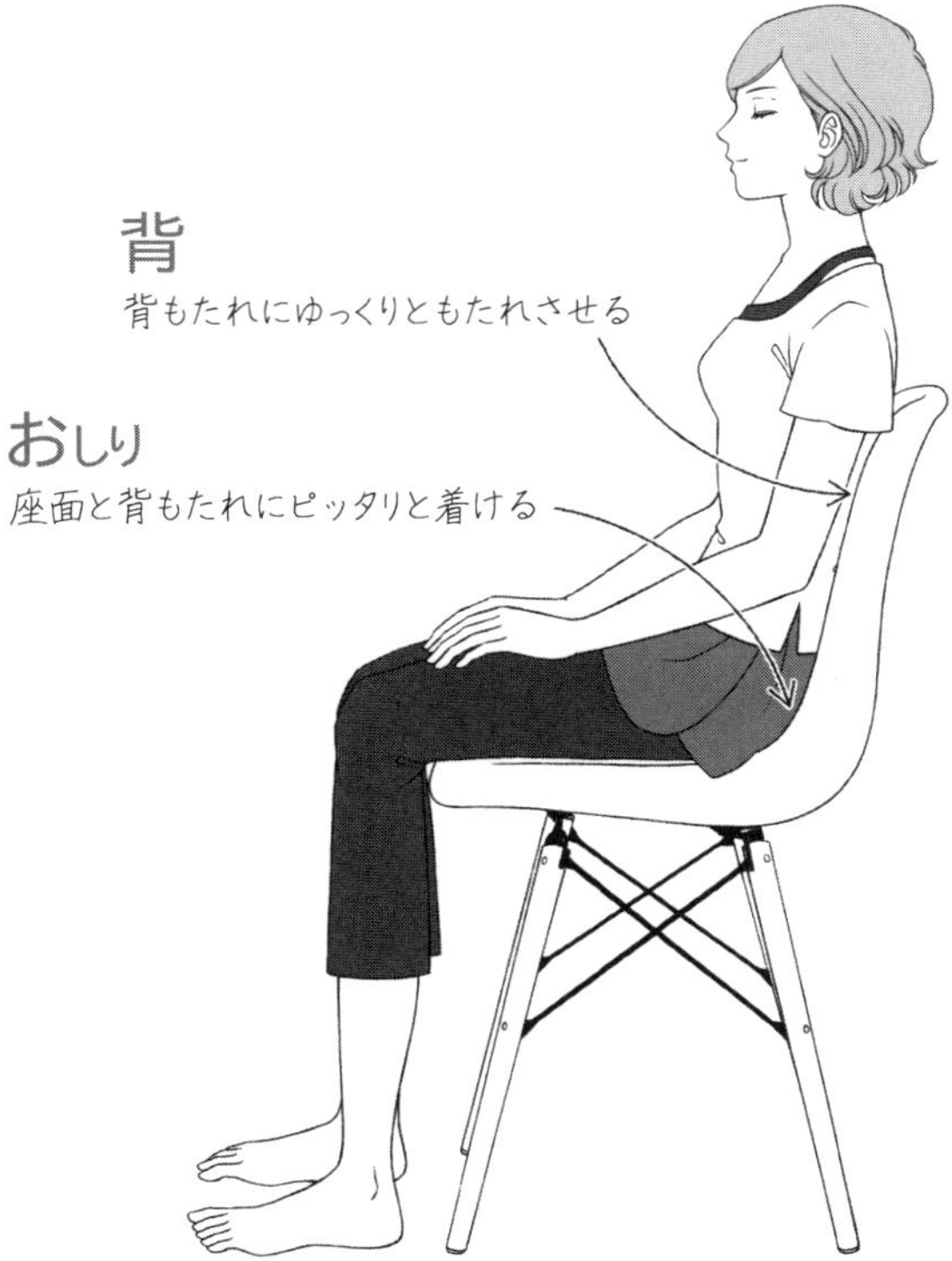

背もたれを使った座り方。

これでもゆったりと座れない場合は、おしり、あるいはおしりと背中をカバーするフィッティング・シートを利用するのもいいでしょう。

また、椅子に座るのが難しい場合は、ボディスキャンも呼吸の観察も、仰向けになって寝て行うこともできます。

その際、足は肩幅より少し広めにして、両手は体側に置いて自分の一番楽なポジションを取ってください。

マインドフルネスの10分間

マインドフルネスの基本エクササイズを、ボディスキャン5分間、鼻の呼吸5分間の**計10分間としていますが、これは目安です。**

全体で10分間、これで行っていただければ、無理なく続けられるかなと思って、設定しています。

ボディスキャンを行った残りの時間で呼吸の観察をしてください。

ただ、毎日行っていると、呼吸のインターバルが長くなるので、ボディスキャンの各部位二呼吸の時間が徐々に長くなり、ボディスキャンだけで10分間経ってしまった、という、うれしい結果になることもあります。

そんなときは、無理しない程度に全体の時間を、たとえば12分、15分と伸ばしてみられたらいかがでしょうか。

理想的には20分以上行うのがいいのです。15分行うと、深い意識になることが大脳生理学的に実証されており、α波という脳波が出ます。

20分というのは、α波が出始めてからストレスの低下した深い意識状態を5分間保つ、ということです。

とはいえ、自分でもっとやりたいな、と自然な形で進めていくのがいいので、とにかく無理せず、まずは毎日続けることを目標に取り組んでいただきたいと思います。

毎日続けることについて

いま、「毎日続けること」についてふれましたが、**理想的には毎日続けると格段の効果があります。**

でも、いきなり毎日というと、それがストレスになる場合もあります。

ですので、まずは一週間続けてみて、なんかこれはいいぞ、ということであれば、もう一週間行ってみる、という感じで取り組まれたらどうでしょうか？

そうやって自発的に続けていくのがいいと思います。

また、仮にできなかった日があったら、そのことにこだわらないで、また翌日からチャレンジすればいいや、という構えで行ってください。

10分という時間が取れない日は、一回大きく深呼吸するのを眺めてみてください。

この一回の深呼吸に意識を向ける瞑想法については後述します。

ただ、先にお話ししたように、瞑想は心の筋トレですから、からだの筋トレをサボるとすぐに筋肉が衰えるのと同じで、ちょっとサボるとストレス感がまたもとに戻っているということが起きますので、ご用心！

いずれにしても、まずはマインドフルネスをはじめてみてください。

やればやっただけ、結果は必ずついてきます！（もちろん個人差や、効果が出るのが早い遅いはありますが……）

Chapitre 3

マインドフルネスを活かして ハッピーライフ

さて、ここからは、マインドフルネスをふだんの生活の中で活かして、ストレス低減の効果をいつも味わい、**ハッピーになれる応用瞑想術**をお伝えしていきます。

「応用」と言っても、ほとんどはそのまま行っていただければ大丈夫です。

一日10分のマインドフルネス・タイムに加えて、通学や通勤の電車やバスといった公共交通機関や、職場や学校やその他のパブリック・スペース、さらに家庭で使って、もっとリラックスすることができます。

01

通学・通勤を快適にするマインドフルネス

電車やバスといった公共交通機関で通学、通勤されている方は、マインドフルネスで乗っている時間が、ガラッと変わります。

車内で立っているとき。

このときは、**吊り手につかまって眼を閉じて、鼻の呼吸に意識を向けます。**

しっかりと呼吸を観察することで、周りの乗客や、スピーカー技術の発展でうるさく感じられるようになった車内放送に気が散らなくなるので、気持ちのよい乗車が可能になります。

呼吸を観察するかわりに、**足裏に意識を向けるというやり方もありです。**

立っているとき、足裏にかかる圧力は微妙に変化して、つま先に行ったりかかとに行ったりしますが、その圧の変化を観察するのです。

もちろん言葉にするのではなく、しっかりと感じきります。

くつを履いていても、圧の変化はわかるので、そこに注意を向けるのです。

立って行うこれら二種類のマインドフルネスを継続していくとたいへん心地よいので、車内で立っていられることに幸せを感じられるようになるかもしれません。

ただし、これを行う場合は、眼を閉じているわけですから、行う前に貴重品や荷物の安全を十分にはかってください。

次に**座っているとき**ですが、このときは、安心して**鼻の呼吸を観察してください。**

効果は立っているときと同じです。

電車の中のちょっとした時間をマインドフルネスで楽しんでください。

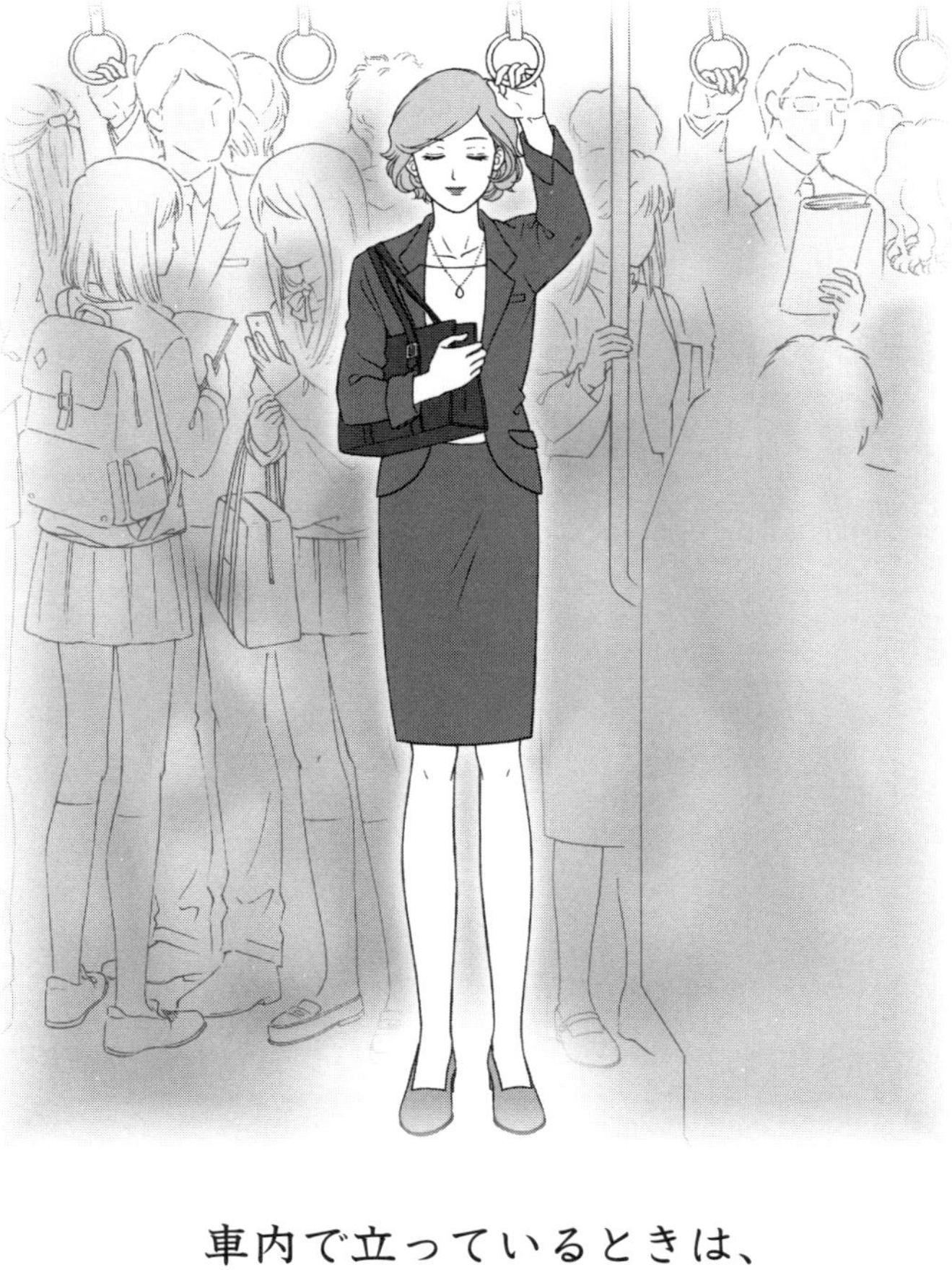

車内で立っているときは、
呼吸か足裏に意識を向ける。

02

人混みで邪気から身を守る呼吸法

次に、公共交通機関だけではなく、イベント会場や繁華街などの人混みの中でリラックスする、マインドフルネスを応用した呼吸法を伝授いたします。

先に、ストレスの原因となる気散じによって、自分と自分以外の物事や人の間に緊張関係が生まれる、という話をしました。

そのとき、そうした緊張関係の中でエネルギーが失われて疲れる、という点にふれました。

ここからわかるのは、**人混みの中では、私たちはお互いに周りの人を気にしながら、自分のエネルギーを、当の気になっている人にふりまいている**、ということです。

人混みの中には、たまたま心身の調子が悪くて、ネガティブなエネルギー（邪気）を放出している人がいるかもしれません。

そんなときは、**鼻から息を吸って息を吐くときに、頭頂から噴水のように吐**

息があふれ、自分のからだ全体を覆うようにイメージし、バリアを張ります。

この呼吸法はイメージを使うので、厳密に言えばマインドフルネスではありませんが、呼吸にしっかりと集中することが大切なので、マインドフルネスの気づきの技術を応用することができるわけです。

瞑想を深めていくと、周りにいる人たちの発している熱や匂いに気づくようになりますが、熱や変な匂いに気づいたら、この呼吸法をぜひ行って、状況がどう変わるかを感じてみてください。

超満員の場合は、電車やバスの中で、呼吸や足裏を観察するかわりに、この呼吸法を行ってもいいでしょう。

ただし、熱や匂いがあまりにもキツイときは、可能なら早めに離れることをおすすめします。

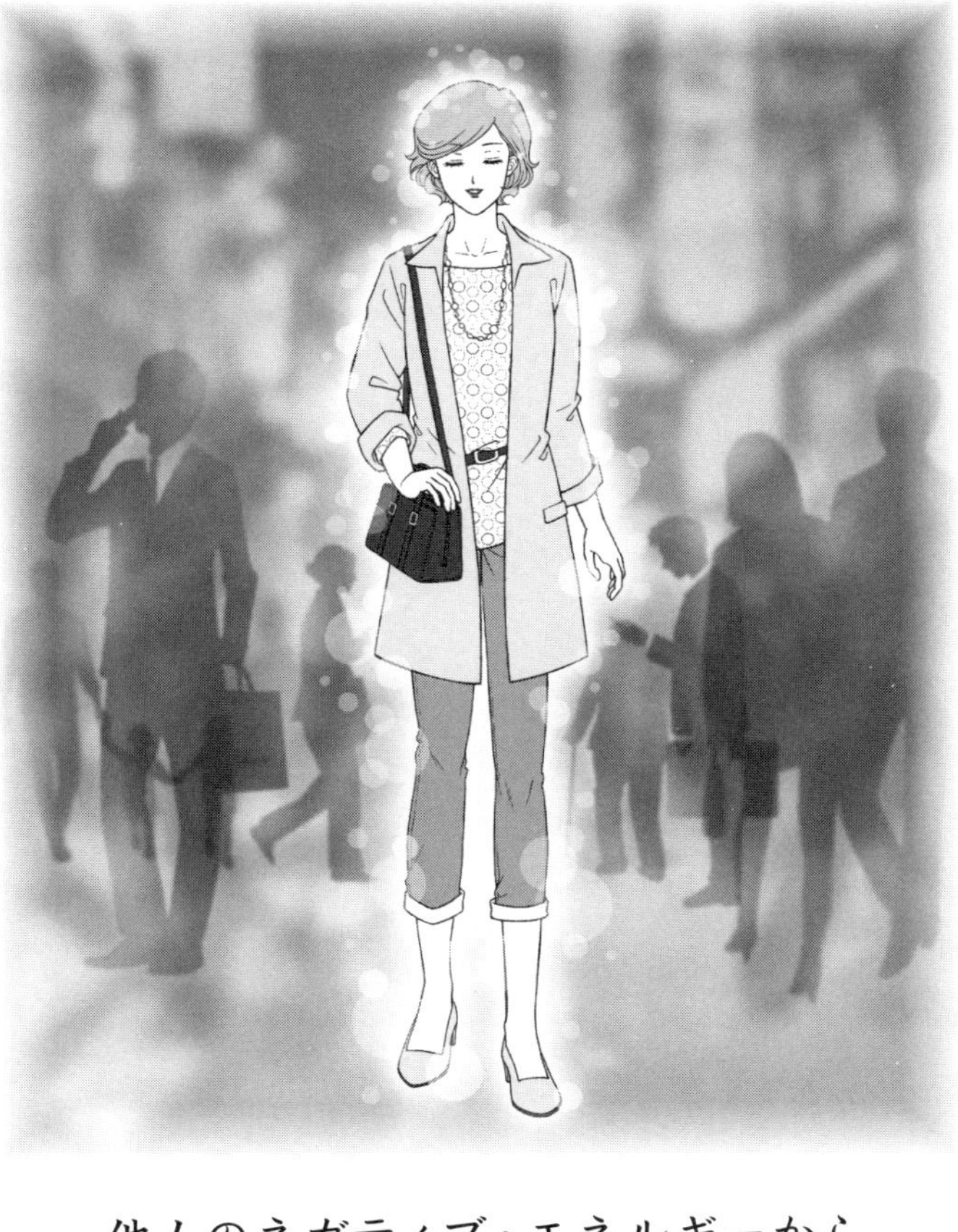

他人のネガティブ・エネルギーから
身を守る、呼吸バリア。

03

仕事や試験、スマホや電話を使う前のワンブレス瞑想法

さて、マインドフルネス瞑想でラッシュを乗り切って、職場や学校に着いたら、さあ、仕事や勉強です。

気分をワーク仕様にするためにまずは、口で、できるだけ深い深呼吸を一回行ってください。

そして、鼻呼吸を観察するように、その深呼吸に注意を向けます。

これは一回だけですが、意外と効果があります。

「ワンブレス瞑想法」と呼んでいます。

大切な会議やゼミでの発表や試験などの前にもぜひ、このワンブレス瞑想法を行ってみてください。

このワンブレス瞑想法は、一回だけの口呼吸によるマインドフルネスですが、要は何かする前に、その緊張を解くために「一呼吸おく」ということと同じです。

職場で大切なクライアントからの電話に出るとき、ベルが鳴ってもすぐとらず、一度、口で大きく深呼吸して、その呼吸を見守ってから、電話に出ます。

また、始終スマホをいじって気を散らしてしまっている方はなかなかそのストレス習慣が抜けないでしょう？（私もそのひとりなのです……）

スマホをいじるときに、まず「スマホをさわる」という自分の行為にきちんと気づいて、深呼吸してからスマホをいじると、ストレスはずいぶん軽減されます。

とにかく、何かしようとするときに、まずワンブレスおくこと、ぜひ試してみてください。

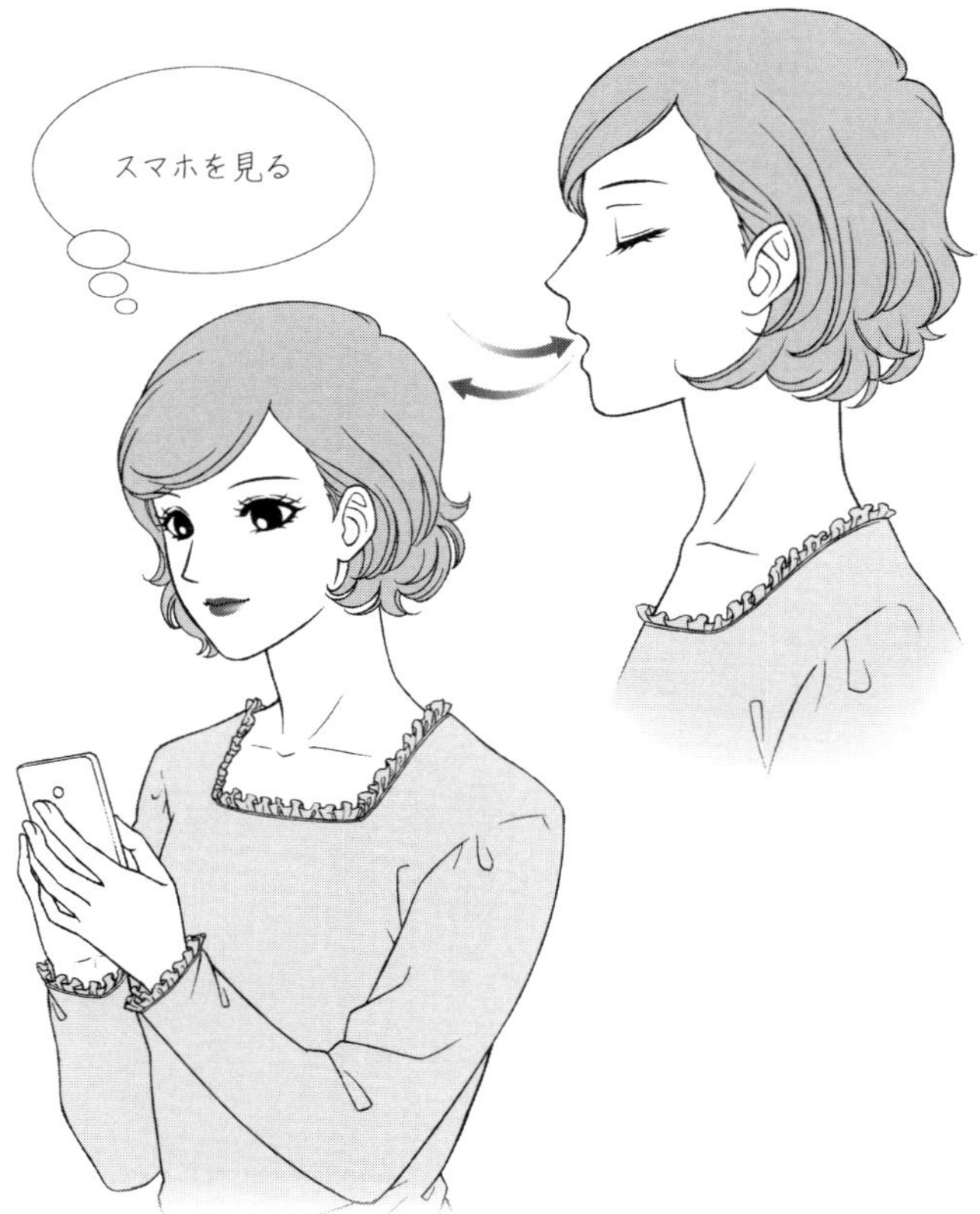

口で大きく深呼吸して、
しようとしている行為に気づく。

04

授業や仕事中のマインドフルネス

こうして、一日の勉強や仕事がはじまると、ふつうはいつもの流れに乗って（乗れないときもありますが）、ルーチンがまわっていきます。

特に単調な授業や単純な仕事だと、そのルーチンは悪循環になっていきがちです。

しかし、逆にそんな単調で単純なワークのときは、マインドフルネスにしやすいですから、よろこんで受け入れましょう。

単純作業はそれを行っている自分にしっかりと気づくことができるので、うまくはまれば外に気を散らすことはすごく少なくなります。

それによって、いつもは退屈してストレスがたまると感じることが、逆にストレスの低減につながっていきます。

それに対して、複雑で多岐にわたるワークをしているときは、それに集中することで精一杯です。

でも、もちろん、そうしたワークに集中することもマインドフルネスですから、できるだけしっかりと気づいていきます。

そうすることによって、複雑な仕事にもどんどんきちんと注意を向けて、自分がいま何をやっているのかを自覚しながら、仕事ができるようになります。

仕事を楽しむというのは、まさにそんな状態です。

「ゾーンに入る」とか「フロー状態」というのと、それは同じ状態です。

後でまた詳しくお話ししますが、ストレスが解消された状態と集中力がピークにある状態というのは、同じことなのです。

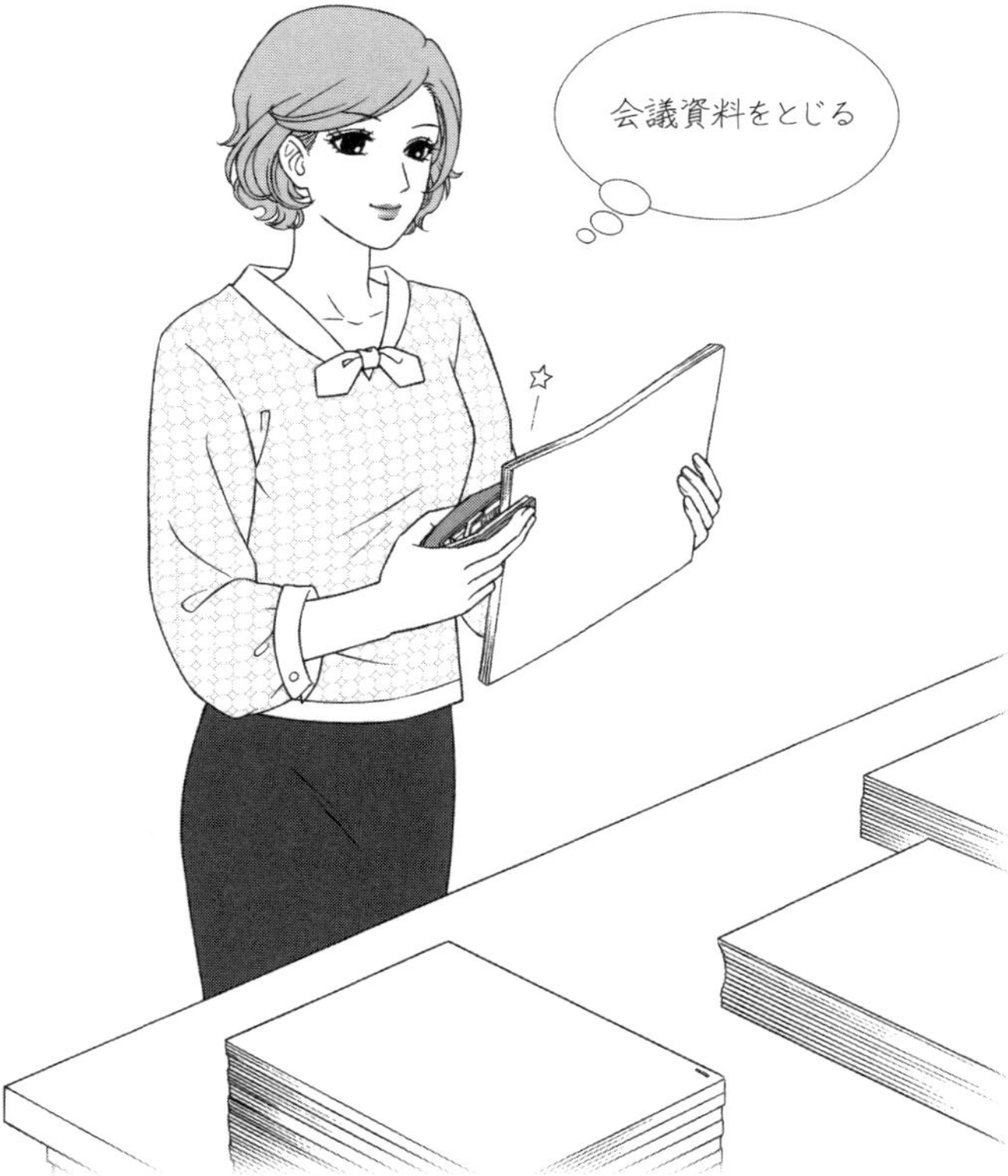

単純作業のときこそ、
その行為に意識を向ける。

05

待っているときにマインドフルネス

これまで、公共交通機関や職場や学校といった、ふだんの生活の大半を過ごす場所で使えるマインドフルネスについて、お話ししてきました。
ここでは、もうひとつのパブリック・スペースで使えるマインドフルネスをご紹介してみたいと思います。

それは、行列に並ぶ、というシチュエーションです。

たとえば、有名ラーメン店に並んだり、ロードショーで映画館に並んだり、あるいは、より身近には、夕方や週末の混んだスーパーのレジで並んだり、デパートなんかのエレベーターの前に並んだりする、そんな状況です。

私は、職場の近くにあるラーメン二郎・三田本店に、これまで三十五年間並んできましたが、自分の前に三十人並んでいてもストレスを感じることは一度もありませんでした。

それは、一言で言えば、「二郎ラブ」でしたが、二郎を食べることだけにしっかりと注意を向け、その他のことに気を散らしていなかったからです。

しかし、行列にたいする瞑想的態度としてはこれはレアケースで、レジやエレベーターや映画館などの前で並ぶにあたって、同じような愛を求めるのはとてもむずかしいと思われます。

そんなときはむしろ、待っている状態にイライラするのではなく、**自分の呼吸に集中してそれを見守っていく、という通常のマインドフルネスの方法が有効です。**

もちろん足裏やみけんなど、からだの部位に意識を向けるのもいいでしょう。深い呼吸は、こうして私たちに心の静けさと平安を与えてくれるのです。

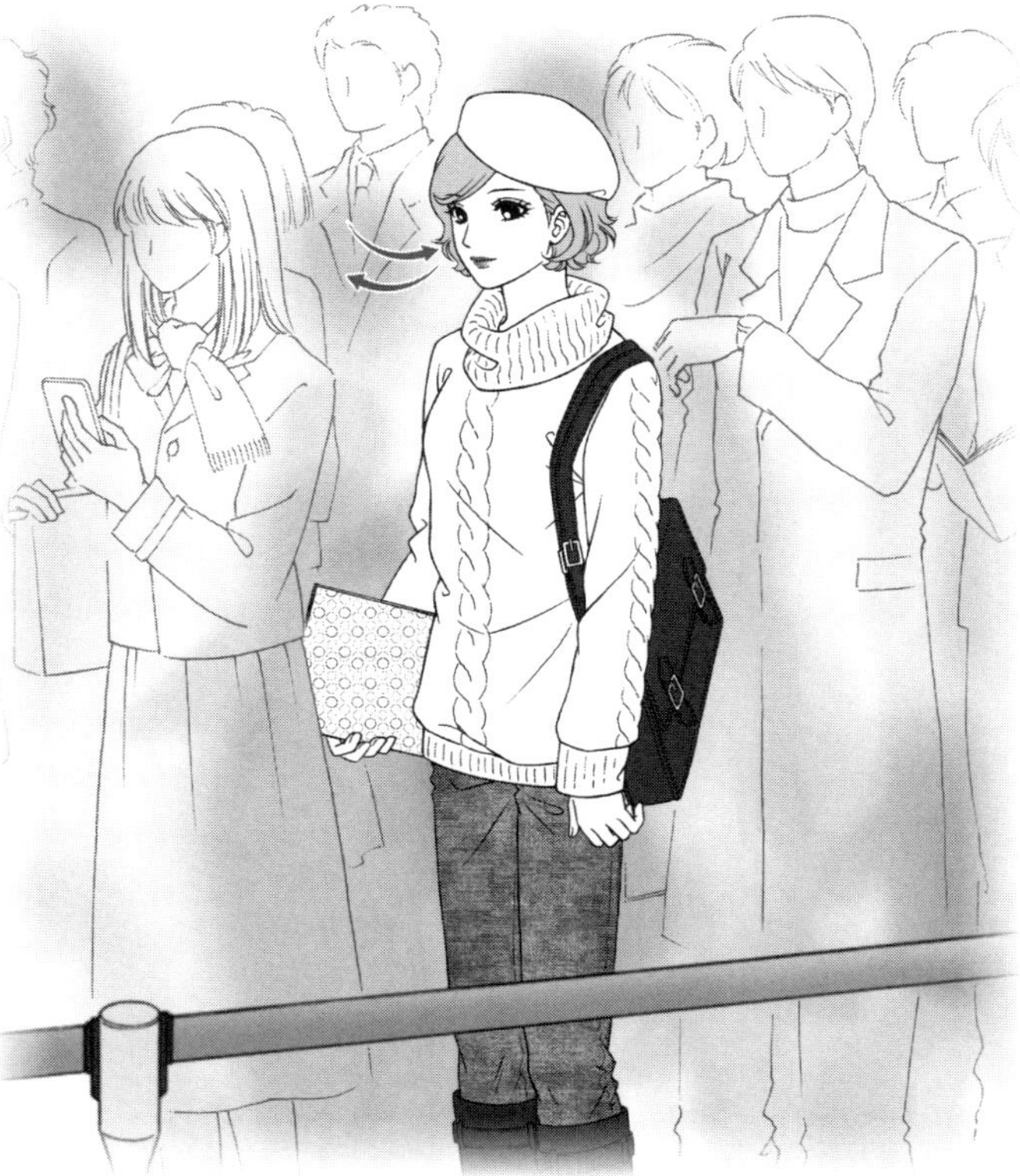

行列に並ぶときには、
自分の呼吸に集中。

06

家事や食事でもマインドフルネス

家庭でのいろんな活動もすべてマインドフルネスになります。

その代表的なものはやはり家事でしょう。
なかでも食器洗いには、すばらしい効果があります。

食べるのは好きでも、後片づけをするのはちょっと、という方は少なくないのではないでしょうか。
でも、ちょっと待ってください。

食器洗いという行為そのものに集中して、食器を洗っている瞬間瞬間を大切に生きます。

すると、その一瞬の気づきの中に、後片づけはいやだなという思いから生まれてくるストレスが、溶けてなくなっていきます。

さらに特におすすめしたいのは、トイレ掃除です。

また、板の間の部屋や廊下があれば、床拭きもまったく同じ効果がありますし、掃除機だってゆっくり丁寧にかければ、掃除しているのにしっかりと気づいていくことができます。

ルンバなどのロボット掃除機をお持ちのあなた、ストレス解消のためにたまにはロボット掃除機のスイッチを切ってみるのもおすすめです。

また最近は、家庭にいても家族の活動にバリエーションがあるので、個食をすることもけっこうあると思います。

個食はたしかに味気ないものですが、独りで食べるという事態をポジティブに考えて、テレビやパソコンやスマホは見ないで、一口一口ゆっくり味わって食べてみましょう。

ふだん味わえない食べ物の本当の味に気づき、それを実感できますし、ゆっくり味わって食べれば、食べる量も自然と少なくなるので、ダイエットにもなります。

もちろん、料理を作ることも、作業が少し複雑になりますが、食材と手順に集中していれば、食べるマインドフルネスと同じ効果があります。

07

散歩でマインドフルネス

ここまでお話ししてくると、なんでもマインドフルネスになるんじゃないかと思っておられるのではないでしょうか？

その通りです。

生活のすべてがマインドフルネスになるのです。

後でまたお話ししますが、瞑想というのはすべてが生活の中に溶け込んでしまうことを究極の目標にしているからです。

その意味では、散歩もマインドフルネスとして活用して、本当の意味でストレスを解消できる貴重な活動になります。

ひとつのやり方は、散歩するとき、一歩一歩にしっかりと気づいていくことです。

具体的には、足が地面を捉えるときの足裏の圧に気づいていく方法があります。

あるいは、足が地面から離れるときに心の中で小さく内語で「離れた」と、足が着くほうがやりやすければ、足が地面に着くときに「着いた」と同じように内語する方法もあり、後者は特に「ラベリング」と呼ばれています。

もうひとつのやり方は、息を吸うときに何歩あるいたか数え、息を吐くときにまた何歩あるいたか数えるというものです。

私の場合ですと、歩きはじめのときには、吸うときに四歩、吐くときに四歩ですが、長く歩くにしたがって、吸うときが五歩、六歩となり、吐くときが六歩、七歩、八歩と変化していき、最終的に呼吸がもっとも深くなると、九歩と十歩になります。

このマインドフルネスは、歩くことの気づきを通して呼吸が深くなっていくことによって、心とからだのリズムが一致した状態を実現してくれます。
これができるようになると、ただ「歩く」という行為が本当に楽しみになります。

08

ぐっすり眠れる夜のボディスキャン

朝起きてからずっと、座って行う瞑想としてのマインドフルネスだけでなく、これまで見てきたような生活の中のいろんな活動を全部マインドフルネスにすると、心身ともにじつに深いリラックスした状態を持続することができるようになります。

そんなふうにして一日を過ごした最後の時間、つまり寝る時間にもマインドフルネスを取り入れることができます。

夜、お布団に入ってから行うボディスキャンです。

ただし、このボディスキャンは、マインドフルネスの基本としてご説明したものとはちょっと違っています。

寝るときにからだの各部位に意識を向けていると、眠れないこともあります。

ですから、ここでは部位を観察するのではなく、文字通りＣＴスキャンをするように行います。

仰向けに寝て、足は肩幅より少し広めに開き、両手は体側に置いて自分の好きなポジションを取ります。

ついで、吸う息とともに、足裏から頭頂まで波がからだをなでていくように一気にスキャンしていき、頭頂まで行ったら、今度は逆に、吐く息とともに、頭頂から足裏までスキャンしながら脱力していくのです。

まるで、光が自分のからだの中を通り抜けていくようなイメージです。

足裏から頭頂まで、そして頭頂から足裏まで一往復したら、それを繰り返します。

すると両手、両足、そしてからだ全体が麻痺したように感覚を失い、脱力しながら眠りに入っていくことができます。

私たちはふつう眠っているときも力が入っていてよく眠れないのですが、このボディスキャンをすると翌朝すっきりと目覚められます。

軽い風邪くらいだったら、これで翌朝よくなっていることがあります。

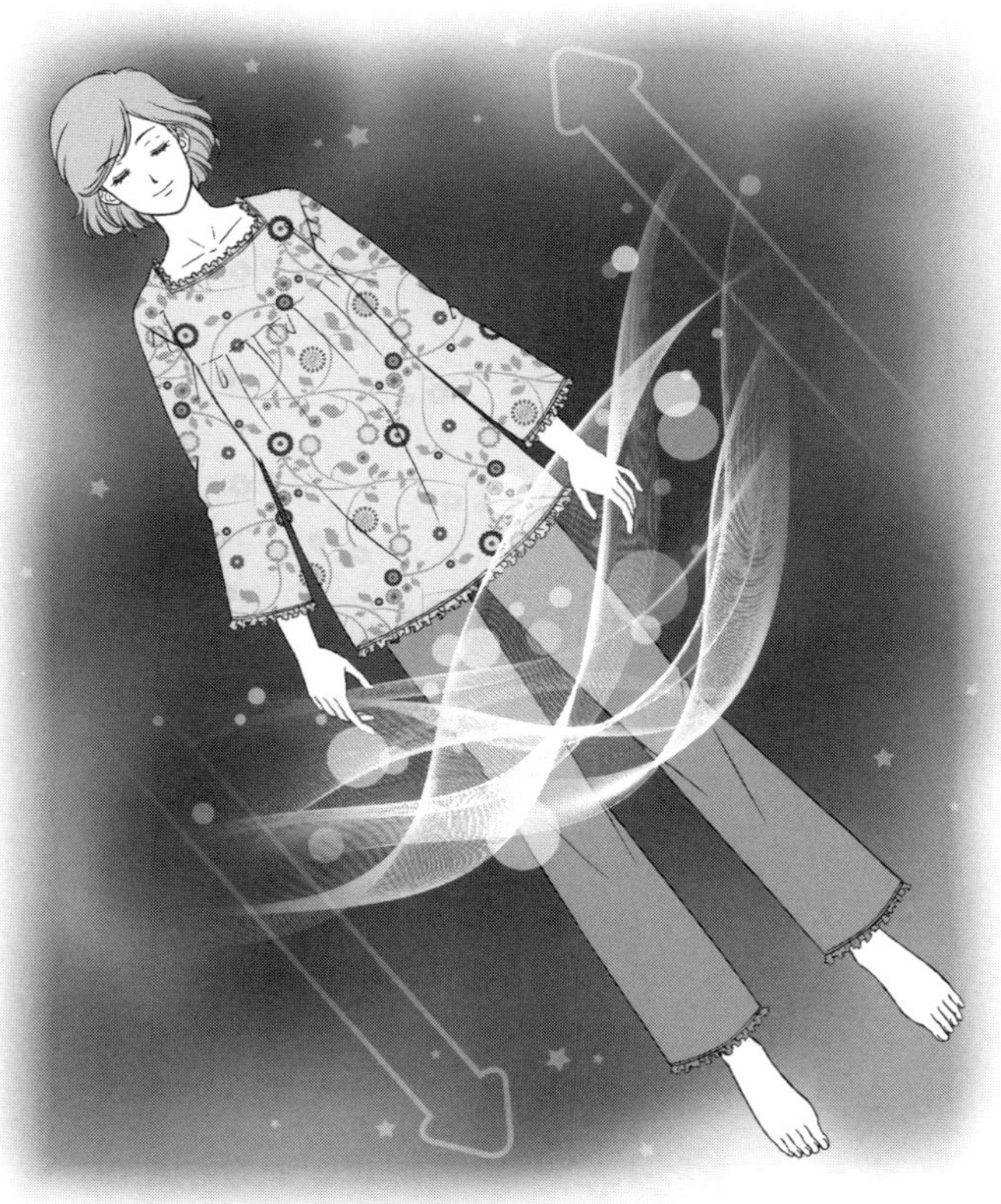

眠る前のボディスキャン。

Chapitre 4

瞑想のプラスアルファ効果

これまで、究極のストレス解消法としてのマインドフルネス瞑想のしくみとじっさいのエクササイズ、そしてさらに、マインドフルネスをふだんの生活の中で活かす具体的な方法について、お伝えしてきました。

瞑想のストレス解消、ストレス低減という効果だけでしたら、もうここで終わってもいいのですが、外に向かう意識を自分の内側に振り向ける実践という共通点をもつ、マインドフルネスを含めた一連の瞑想は、どんどん深めていけば、それ以上の効果があることが明らかになってきています。

そこで、最後に瞑想のプラスアルファ効果をご紹介して、瞑想の奥深さと可能性についてお話ししておきたいと思います。

01

頭が超よくなる

問題解決のパフォーマンス向上

自分の呼吸やからだにしっかりと気づく練習がマインドフルネスですが、マインドフルネスでも、たとえば坐禅といったその他の瞑想でも、**からだで起こっていることをつぶさに観察できるようになると**、その他のことには意識が向かないので、**必然的に集中力がアップします。**

集中力がアップして余計なことにあまり気を散らさないようになると、仕事や勉強のパフォーマンスが上がるので、いつもはちょっとやだな、面倒くさいなと思うワークでもやる気がみなぎります。

こうして自分にちゃんと気づける人になっていくと、ほかの人のことや、自分たちをとりまく状況、解決すべき課題や問題にまつわるさまざまなディテールやその全体をうまく俯瞰できるようになるのです。

水平的で限定された視野ではなく、**全体を俯瞰できる「鷹の眼」をもつことができるのです。**

自分や自分の置かれた状況をはるか上空から見晴るかすことができるように

なると、自分はいま目標のどのあたりにいるのか、抱えている仕事や課題はどこまで遂行されているのかがよく理解できるようになり、その結果、適切な解決策を見つけやすくなるのです。

瞑想をはじめてから、私は本当に超頭がよくなったと強く実感しています。たとえば、瞑想をはじめて半年後には、新書一冊十万字をたった五日で書けるようになりましたし、自分でも信じられませんが、じつはこの本はたった二日で書くことができました。

これだけでも、瞑想のソリューション力を想像していただけるのではないでしょうか。

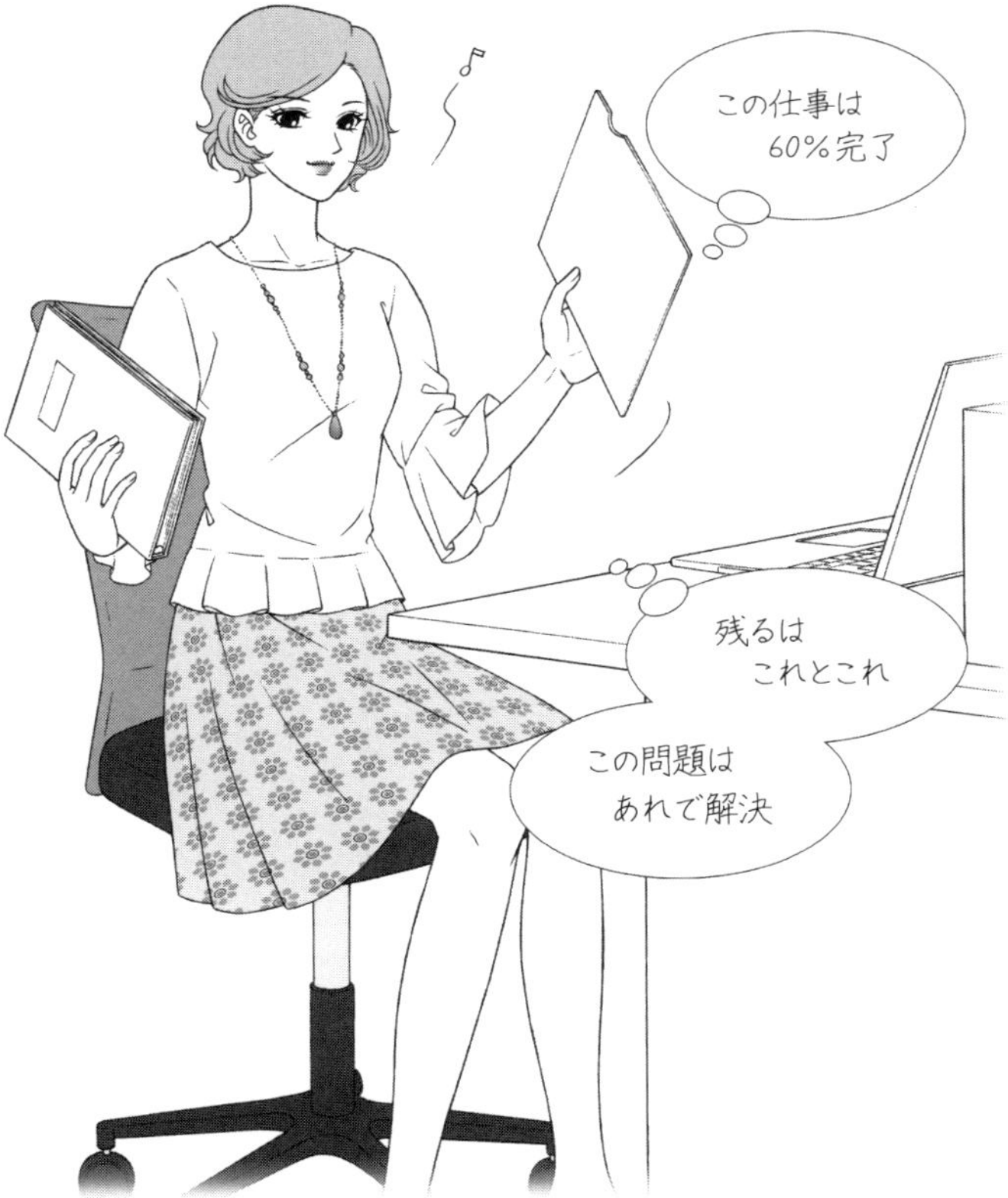
この仕事は
60%完了
残るは
これとこれ
この問題は
あれで解決

マインドフルネスで、
全体を俯瞰できる「鷹の目」をもつ。

02

自分がよくわかる

就活や仕事のキャリア・アップ

瞑想で頭がよくなったというのは、問題解決のパフォーマンの向上だけではなく、たとえば、自分のことがよくわかるという自己理解、自己分析の点にもあらわれます。

「自分」のことは自分が一番よく知っている、とあなたは思っておられるかもしれません。

しかし、どうでしょう？

ちょっとご自分のことを振り返って、「自分」はいったいどんな人間なんだろう、と考えてみると、じっさいはうまく言語化できないのが常ではないでしょうか。

からだや呼吸という自分の中で起こっていることにしっかりと気づけるようになると、そこから自分のものの感じ方や考え方について、徐々に気づけるようになります。

自分のものの感じ方や考え方に気づくということは、自分がいったい何を大切にして生きているのか、つまり**自分の価値をちゃんと自覚できる、ということに相違ありません。**

自分にとって大事な環境、大切な人たち、やりがいのある仕事……、ふだんはなかなか振り返ることのない自分の人生観と価値観に改めて気づき、それを構築、あるいは再構築することが、いままでより容易にできるようになっていることに、あなたはきっと気づかれるでしょう。

それによって、お仕事のキャリア・アップや転職のさいに、自分に本当に適した方向性や強みは何か、キャリア・アンカーを理解することができるようになります。

これから就職や就職活動をする学生のみなさんですと、瞑想によって自己理解、自己分析を促進して、自分のしたいこと、できること、できないことを明確に自覚できるようになります。

瞑想を活用しながら自分の過去の記憶を想起して「自分誌」を書き、自己理解をより深くすることもまたおすすめです。

03

ダイエットと美肌効果

深い呼吸で内臓マッサージ

瞑想はたしかに「心の筋トレ」なのですが、その内実はこれまでお話ししてきたように、現代の生活で分離させられている心とからだをひとつにすることによって、心身ともにリックラクスさせる方法です。

一番のポイントは、**マインドフルネスでもその他の瞑想でも、毎日続けて行っていくと、だれでも呼吸が深くなる**ということです。

ゆったりとした深い呼吸はまさにリラックスの指標ですが、口呼吸、肺呼吸、腹式呼吸……と、呼吸が深くなっていくとかならず起こってくる肉体的変化があります。

それは**お通じがよくなり**、新陳代謝がより活発になり、ダイエット効果を**もたらす**ということです。

なぜそんなことが起こるかというと、**それは深い呼吸が内臓マッサージになる**からです。

からだの外から間接的に触れられるのは大腸だけですが、瞑想の深い呼吸によって小腸などその他の内臓を自然な形でマッサージすることができるようになるのです。

瞑想時の座り方を先にご説明しましたが、そのように正しく座ると、自分の体重が均等に分散され、臍下《へそした》の「丹田《たんでん》」と呼ばれるエネルギースポットに身体の重心がくるように、私たちのからだは作られています。

そうした正しい姿勢で座って深い呼吸をすると、その丹田に生気エネルギーが集まるようになります。

丹田に集まってきたエネルギーは、その後からだ全体に流れて行こうとして、主として表皮と真皮の間の体液や真皮の中を進み、その結果、肌の血色がよくなり、エネルギーがみなぎる美しい肌になるのです。

これは私の経験知ですが、瞑想を継続して実践している女性の方々はみんな美肌で、本当により美しくなっていかれます。

04

心身ともに健康になる

免疫力が上がり、幸福感も高くなる

頭がよくなって、己《おのれ》を深く知って、さらにダイエットや美肌効果まで……、これ以上何を望むというのでしょう。

いやいや、瞑想にはまだまだたくさんの効果があります。

ダイエット、美肌の流れに続くのはそう、「健康」です。

マインドフルネスの効果に関する医学・生理学的研究で実証されてきているのが、まず**免疫力が上がる**ということです。

心身がひとつになって、全体的にリラックスできるようになると、からだの中を流れる生気エネルギーが徐々に滞りなく流れるようになるからです。

エネルギーがそのように円滑に流れるとき、私たちのからだは気持ちよく感じます。

心身相関の観点からすると、そのとき心も気持ちよさを強く実感するのです。

先にご紹介しました、マインドフルネスで社員研修を行っているインテルやグーグルで実施されたマインドフルネスの効果の心理学的、神経科学的な実証研究によると、**マインドフルネスを行うと、それ以前に比べて幸福感が増す**ということが明らかにされています。

ただし、ここで言われている「幸福」というのは、自分の欲望が十分満たされている状態ではありません。

自分の心が何かを追い求めることをやめて、自分の中にゆったりとくつろいで留まっているという状態で、グーグルのマインドフルネスの指導者、チャディー・メン・タンは、そうした完璧にリラックスした心の状態を「心のデフォルト状態」とみごとに表現しています。

欲望は果てしなく、完全に満たされることはありません。

それゆえ、欲望の充足で幸せを獲得することはできません。

心が何ものにもとらわれず執着していない、まさに「心のデフォルト状態」にあるときこそ、本当の幸福の中に私たちはいるのです。

そして、それを実現してくれるがマインドフルネスに代表されるような瞑想なのです。

05

人間関係が良くなる

思いやり増大でモテる?!

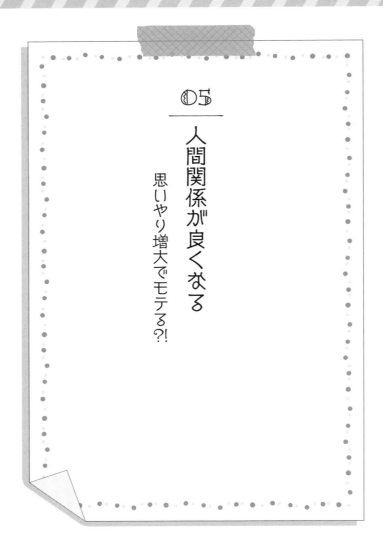

瞑想の効果は、個人の次元に止まりません。

瞑想で自分の心身に変化が起こると、その変化は最終的には人間関係や社会関係といった、人と人の関係の中にもじわじわと広がっていきます。

瞑想によって、自分自身にしっかりと気づけるようになっていくと、自分の外にある物事や人に気が散らないので、自分と自分以外のふたつに分けて世界を見るという二元論の考え方がだんだん弱くなっていって、自分と他人を隔てている溝や垣根が小さく感じられるようになっていきます。

自分と他人を明確に区別する意識が低くなるということは、他人のことはまさに他人事ではないと思えるようになる、他人を自分のように思えるようになる、ということです。

つまり、他人に対して利他的になれるのです。

瞑想に毎日取り組んでいくと、他人に対して思いやりのある人に日々なっていくわけですから、当然、人間関係がよくなっていきます。

瞑想をはじめたあなたは、そのうちきっと「最近、なんか変わったね」と家族や友人や同僚に言われるようになるでしょう。


たとえば、私の場合、瞑想をはじめる前は瞬間湯沸かし器のように、ちょっと嫌なことを言われたりされたりしたと感じると、烈火のごとく、我を忘れて、あたりかまわず怒りまくっていました(みなさん、本当にすいませんでした)。

でも、瞑想をはじめてからは、そんなことはまったくなくなりました。

周りからも「ずいぶん変わったね」と言われるようになりました。

マインドフルネスによって、感情のマネジメントもできるようになるのです。


以前に書いた瞑想の本では、「瞑想をしてもモテるようにはなりません」と書きましたが、いまだから告白します。

じつは恥ずかしくて謙虚に書いてしまったのです……。
本当のところ、瞑想してすごくモテるようになりました。
いや、ほんとに、これは本当です。

06

不動心

ブレない・折れない・あせらない

瞑想の効果がふだんの生活の中にはっきりとあらわれてくるということは、瞑想が生活の中で生きられている、ということにほかなりません。
これを瞑想の「社会化」とか「現象化」と呼んでいます。

こうなることが瞑想の目指すところです。

瞑想が生活の中で完璧に生きられるようになれば、もうその練習としての瞑想エクササイズは要らなくなります。

この意味で、瞑想は、瞑想を忘れるために行うのです。

このとき、あなたはもう、自分の外にあるものを追い求めて執着することはありませんから、それによって気が散らず、心とからだとエネルギーがひとつになった真のリラックスの中にいて、自分と他人を分けることのない愛の人になっています。

そんなあなたにとって、世界で起こっていることは自分のことですし、自分の中で起こっていることは世界で起こっていることに等しい、という深い一体感の中にいます。

自分の外で何が起こっても、「それは自分の中で起こっている」と実感されるとき、あなたは何事にも動揺することがなくなります。

自分の中にしっかりと留まっているので、何か突発的なことがあってもあせりませんし、自分の思った通りにならないことに失望することもありません。

あなたはただ、起こっていることを眺めているだけです。

この感じは、現実の世界からちょっと引いたデタッチな感覚ですが、それはあなたがふだんの生活の中で引き受けることを求められる責任を放棄する、ということではありません。

世界で起こっているすべてのことはあなた自身のことなのですから、あなたはもちろん、その責任を無理することなく、ごく自然な感じできちんと引き受けます。

瞑想でつちかってきた、決してブレることのない、それでいて、しなやかな心と、力みのない軽やかなからだで……。

「不動心」と呼ばれる心身の状態とは、これです。

どんなときでも常に呼吸にまた戻ってくること。

「ブレス・バイ・ブレス」。

暴風が吹いてもけっして折れることなくたわみ、また元の位置に戻ってくる、しなやかな木々、枝々のように……。

Épilogue

さらに先に進みたい人のために

本書では、これから瞑想をはじめるビギナーのみなさんのために、マインドフルネスの基本的なエクササイズとその日常生活での活用について、できる限りわかりやすい表現を心がけながらお伝えしてきました。マインドフルネス、そしてそれを含んだ瞑想全体を実践する意義と効果について、ご理解いただけたのではないかと思っています。

ただ、基本コースを中心にご説明してきましたので、ふつう瞑想指導では必ずご指導させていただく、足を組んで座る坐法についてはまったく触れませんでした。

からだの柔らかさや股関節の自由度は人によって違うので、足を組んでうまく座れないことで瞑想をはじめたくなくなってしまうことを憂慮したからです。

しかし、じっさいは椅子に座るよりも、足を半跏趺坐《はんかふざ》（片足を反対の足の腿に乗せる）や結跏趺坐《けっかふざ》（両足を反対の足の腿に乗せる）に組んだほうが下半身が安定し、かつ丹田《たんでん》にエネルギーが集中しやすくなるので、瞑想の効果は格段に上がります。

本書を読んだ後ですぐに足を組んで瞑想してみたいと思われる方は、付録にご紹介したマインドフルネス・センターや、マインドフルネスの元であるヴィパッサナー瞑想の指導を受けられる日本テーラワーダ仏教協会、日本ヴィパッサナー協会、あるいは禅宗のお寺などで学ばれたらいいと思います。

「入門編」に当たる本書の次作、「初級編」（以下「中級編」「上級編」……と続く予定です）では、基本エクササイズを習熟した後に行ったらいいアドバンス・コースについて著しますが、そのさいに足を組んで座る坐法について、もちろん詳しくお話しします。

マインドフルネスは、自分にしっかりと気づいていくことをその基本にしていることは、本書ですでに何度も触れた通りですが、呼吸やからだの部位に気づけるようになったら、次は、感受、感情、心、思惟／思考と順番に気づいていけるようになることを目指しています。

基本はもちろん呼吸をはじめとするからだの観察なのですが、**基本からさらに先に進むには、あなたに合った指導者に指導してもらうことが必要になってきます。**

それは、あなたの瞑想エクササイズがどこまで進んだかは、自分ではなかなか正確に判断できないからです。

また、マインドフルネスといえどもやはり瞑想ですから、その過程が進んでいけば、より深層意識が開き、無意識に溜め込み押し込んだネガティブな感情が自分ではコントロールできない形でわきおこってくることがあります。

また、瞑想によって自己と他者との距離が縮まっていくと、自己肥大や自己膨満が起こってきて、尊大でエゴイスティックな人間になってしまったりすることがあるからです。

禅ではそうした状態を「魔境」と呼んで注意を促しています。

そうした「魔境」に自分ひとりで対処することはできません。

そんなとき、自分に合った指導者に助言や指導を求めることが必要になってきます。

幸い、現在日本には、マインドフルネスのレッスンを受けられるセンターが少しずつ増えてきています。

ご自分の眼と経験でしっかりと指導者とセンターを見極めて、問題が起こらないように気をつけながら、上手にそうしたセンターを利用されるのがいいと思います。

本書でお話しした内容と実践は、私が、慶應義塾大学三田キャンパスの「宗教社会学」の授業の中で展開しているものと基本的に同じです。

特に二〇一七年度からは、本書のタイトルのように「慶應義塾大学マインドフルネス教室へようこそ！」という名称で、この「宗教社会学」の授業を開講します。

また、慶應義塾大学の機関ではありませんが、私は「慶應マインドフルネス・センター」という名前で、ほぼ隔週の日曜日の午前中に、三田キャンパスでマインドフルネスのワークショップをボランティアで行っています。

慶応大学マインドフルネス教室へようこそ！

本書をお読みになってご関心をもたれた方は遠慮なくご連絡、ご参加くださ い。

最後になりましたが、本書の出版を快諾して後押ししてくださった国書刊行会の佐藤今朝夫社長、編集の労をとっていただきました今野道隆さん、そして、親友であり瞑想指導していただいている本山一博さん、私が運営に関わっているふたつの瞑想センターに参画してくださっているみなさん、特に土田洋三さん、廣田奈穂美さん、影山教俊さん、佐藤研さん、小林博子さんに深く感謝の意を表します。

本書がマインドフルネスおよび瞑想全般の普及と、それによる心身の健康の増進と世界平和に少しでも寄与できれば幸いです。

二〇一六年十月十一日

樫尾直樹　識

鷹の眼を開かん空の青さみる

マインドフルネスのレッスンを受けられるセンター一覧

①慶應マインドフルネス・センター
〒一〇八-八三四五
東京都港区三田二-一五-四五　慶應義塾大学
慶應義塾大学の機関ではなく、筆者が三田キャンパスで、ほぼ隔週ボランティアで開催しているワークショップ。

②ReMS Japan 日本総合瞑想センター
〒三七一-〇〇二四
群馬県前橋市表町二-一〇-一九　前橋表町ビル8F
筆者が共同代表を務め運営している瞑想センター。

③東京マインドフルネスセンター
〒一〇七-〇〇五二
東京都港区赤坂三-九-一八

④NPO法人　人間性探究研究所
〒五二〇－〇〇六四
滋賀県大津市追分町一六－二一　永興藤尾保育園内
〒五六六－〇〇二四
大阪府摂津市正雀本町一－二一－一八
サニーハイツ橋本二〇二号　正雀研修所

その他、管見によれば、石川県や長崎県、東京都、大阪府などにマインドフルネスのセンターはありますが、私自身がどんなところか確認していないので、ここには掲載してありません。また確認しても、諸事情でご紹介できないと個人的に判断されるセンターも掲載しておりません。ご了承ください。

主要参考文献

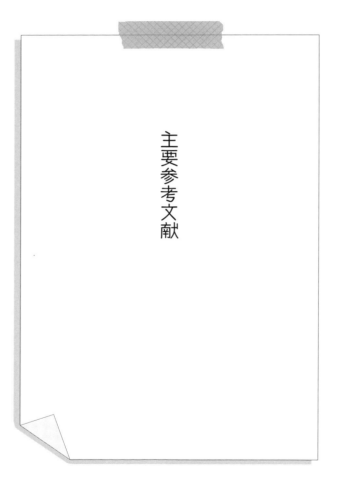

影山教俊『瞑想とは何か――修行法から瞑想法、マインドフルネスまで』釈迦寺、二〇一六年
樫尾直樹『スピリチュアル・ライフのすすめ』文春新書、二〇一〇年
サンガ編集部『グーグルのマインドフルネス革命――グーグル社員5万人の「10人に1人」が実践する最先端のプラクティス』サンガ、二〇一五年
ジョン・カバットジン『マインドフルネスストレス低減法』春木豊訳、北大路書房、二〇〇七年
チャディー・メン・タン『サーチ・インサイド・ユアセルフ――仕事と人生を飛躍させるグーグルのマインドフルネス実践法』一般社団法人マインドフルネスリーダーシップインスティテュート監修、柴田裕之訳、英治出版、二〇一六年
ナムカイ・ノルブ『ゾクチェンの教え――チベットが伝承した覚醒の道』永沢哲訳、地湧社、一九九四年
ラリー・ローゼンバーグ『呼吸による癒し――実践ヴィパッサナー瞑想』井上ウィマラ訳、春秋社、二〇〇一年

樫尾直樹（かしおなおき）

慶應義塾大学文学部准教授。宗教学・比較瞑想論専攻。東京大学大学院人文科学研究科博士課程修了。早稲田大学・東京外国語大学助手、フランス国立高等研究院客員教授などを経て現職。

ReMS Japan 日本総合瞑想センター、および慶應マインドフルネス・センターを主宰し、マインドフルネスと太極法（内丹法）を中心に瞑想の実践・指導を行う。

著書に『スピリチュアリティ革命』（春秋社）、『スピリチュアル・ライフのすすめ』（文春新書）、『文化と霊性』（編著、慶應義塾大学出版会）、『人間に魂はあるか?』『宗教間対話のフロンティア』『地球社会の新しいビジョン』（共編、国書刊行会）など多数。

上記センターでのレッスンやワークショップに参加ご希望の方は、E-mail: kashio@keio.jp までご連絡ください。

慶応大学マインドフルネス教室へようこそ！

平成 28 年 12 月 15 日　初版第 1 刷発行

著　者　樫尾直樹

発行者　佐藤今朝夫

発行所　株式会社 国書刊行会

〒174－0056　東京都板橋区志村 1－13－15

TEL 03（5970）7421　FAX 03（5970）7427

E-mail: sales@kokusho.co.jp

装　幀　Malpu Design（清水良洋）

イラスト　山平祥子

本文DTP　上 田　宙（烏有書林）

印　刷　株式会社 エーヴィスシステムズ

製　本　株式会社 村上製本所

落丁本・乱丁本はお取り替えいたします。

ISBN 978-4-336-06133-1